LES ACTUALITÉS MÉDICALES

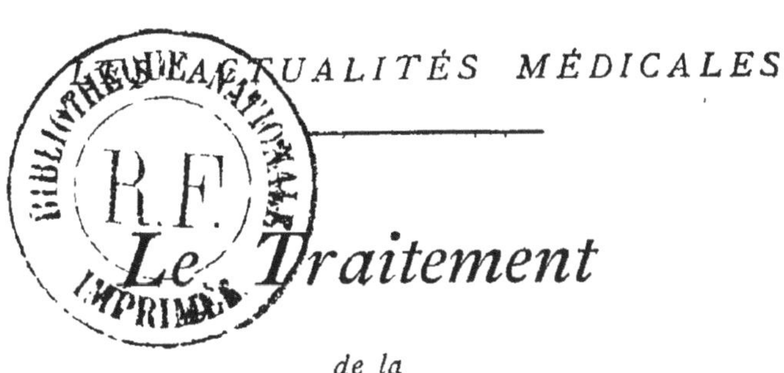

Le Traitement

de la

Surdité

Le Traitement
de la
Surdité

PROPHYLAXIE ET HYGIÈNE

PAR

Le Dr CHAVANNE
Médecin de la clinique oto-rhino-laryngologique
de l'hôpital Saint-Joseph, à Lyon.

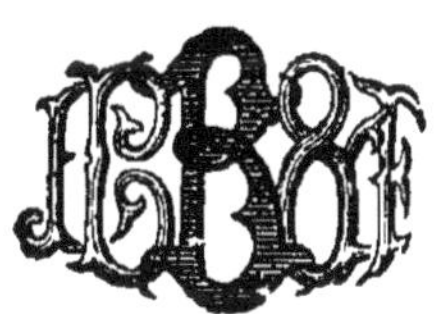

PARIS

LIBRAIRIE J.-B. BAILLIÈRE ET FILS
19, RUE HAUTEFEUILLE, 19

1905
Tous droits réservés.

LE
TRAITEMENT DE LA SURDITÉ

(PROPHYLAXIE ET HYGIÈNE)

> « ... Les auristes ne guérissent pas
> la surdité, pas plus que les pompiers
> n'éteignent les incendies vingt ans
> après. »
> (LERMOYEZ et BOULAY.)

INTRODUCTION

Il ne faut pas, dit un proverbe de la morale optimiste, parler de ce qui fâche. Et de fait, au sortir de l'une quelconque des séances de la Société d'otologie, un profane ne se douterait pas de la survivance de la surdité aux efforts de la thérapeutique moderne. L'âge du cathéter semble mort ; la gouge triomphe, et c'est justice, puisque, grâce à elle, ainsi que le disait Moure au récent Congrès de Bordeaux, le cerveau aujourd'hui appartient à l'otologie... ce pendant que de cabinet d'auriste en cabinet d'auriste des malheureux promènent leurs doléances avec leur surdité. Mais à quoi bon parler de ce qui est l'obsession de chaque jour ? Faut-il s'exposer à chagriner les esprits simplistes, pour qui la Médecine est l'art de guérir, en leur laissant deviner sur ce terrain notre radicale impuissance ? Par instants cependant apparaissent des méthodes nouvelles : ceux qui aiment à espérer tressaillent d'aise, mais méthodes et espérances ne tardent pas à s'évanouir, tant il est vrai qu'il y a loin toujours de la coupe aux lèvres, du traitement de la surdité à sa guérison.

Aussi bien n'est-ce pas aux spécialistes que s'adressent ces pages. Les médecins généraux doivent, en dehors des connaissances qui sont de leur domaine propre, savoir un peu de tout, « à la française ». Politzer, il y a quelques semaines encore, à Bordeaux, les adjurait de savoir un peu d'otologie. Les sourds, en vertu du droit du nombre, méritent certainement de retenir quelque temps leur attention. Ils le méritent d'autant plus que bien souvent leur infirmité s'est développée avec la complicité inconsciente de leur médecin habituel, qui aura laissé évoluer, sans s'en inquiéter autrement que pour dire en passant « ce n'est rien, ça passera », les affections qui, de toutes pièces, préparent la surdité. Quand la besogne est faite, quand l'incurable est réalisé, malade et médecin s'en viennent demander la guérison à l'auriste ; mais alors, comme le disent Lermoyez et Boulay, « les auristes ne guérissent pas la surdité, pas plus que les pompiers n'éteignent les incendies vingt ans après ». Malade et médecin s'en étonnent : les pompiers, eux, je veux dire les auristes, s'étonnent qu'on les appelle à l'aide vingt ans après.

Aussi n'est-ce peut-être pas faire œuvre complètement inutile que de passer en revue les différentes surdités, celles qui sont curables et celles qui ne le sont pas, et d'étudier, en même temps que les moyens de guérir les unes, ceux de prévenir le développement des autres. Et quand la prophylaxie aura fait son œuvre, quand on se sera décidé à faire soigner ses oreilles avant qu'elles ne soient perdues, la surdité sera bien près d'être une rareté : on en reparlera alors volontiers entre otologistes.

I. — DIVISION

La surdité est un symptôme. Elle comprend théoriquement tous les degrés de diminution de l'acuité auditive allant de la moyenne physiologique au zéro, c'est-à-dire à la surdité absolue ; mais cliniquement les sourds sont des malades dont l'audition est très sensiblement au-dessous de la normale ou nulle. De là une première nécessité dans leur examen : celle de mesurer leur audition.

Les sons ne parviennent pas seulement aux centres acoustiques par la voie aérienne ; ils empruntent aussi la voie ostéo-tympanique. Cette mesure devra donc porter à la fois sur l'état des deux perceptions.

Enfin l'affaiblissement de l'appareil percepteur auditif ne se produit pas simultanément et également pour toutes les sources sonores. La surdité peut être totale ou partielle, c'est-à-dire porter sur l'échelle entière des sons ou rester plus ou moins limitée à une partie d'entre eux. Très marquée sur une portion de l'échelle, elle peut au contraire n'être que peu accentuée sur une autre portion. Aussi l'examen de l'audition devra-t-il envisager, sinon toute la série des sons perceptibles, du moins celle de ceux qui normalement sont nettement perçus.

Dire d'un malade qu'il est sourd n'est évidemment pas un diagnostic, pas plus que ce n'en serait un de dire qu'il est boiteux. On ne saurait trop le répéter : avant de pouvoir apprécier une surdité, appréciation nécessaire pour formuler un pronostic et un traitement, il faut en connaître le degré et la qualité. Il faut en outre en connaître la localisation. L'appareil acoustique peut en effet être frappé sur l'un quelconque de ses tronçons, récepteur, transmetteur, percepteur, ou à la fois sur plusieurs d'entre eux. Les différents procédés acoumétriques, aidés de l'examen physique, fourniront l'élément nécessaire à cette appréciation. Leur mise en œuvre est longue et délicate ; c'est, penseront les esprits pressés, beaucoup de peine souvent dépensée en pure perte, lorsqu'il s'agira d'une surdité incurable. Peut-être cependant est-il plus juste de croire que le médecin ne se grandit pas en ajoutant à une insuffisance forcée de traitement une insuffisance voulue de diagnostic.

Sans doute il serait parfaitement inutile, autrement que pour une démonstration d'enseignement, de compliquer de l'examen fonctionnel la constatation d'une affection exclusive de l'appareil récepteur, de pratiquer, par exemple, l'examen aux diapasons pour un bouchon de cérumen. Aussi, en présence d'un sourd, devra-t-on tout d'abord pratiquer l'examen physique. L'oreille externe étant ainsi mise hors de cause, on passera aux épreuves de l'audition.

Nous n'avons pas à dire ici comment se fait l'examen de l'oreille. L'examen objectif portera non seulement sur l'oreille externe, pavillon et méat, conduit auditif externe, mais encore, s'il y a lieu, sur l'oreille moyenne, tympan et caisse. L'exploration de la trompe, du nez et du naso-pharynx sera souvent aussi importante que celle de l'oreille elle-même : tantôt elle montrera la cause d'une surdité passagère, tantôt elle permettra de comprendre la pathogénie d'une surdité à évolution progressive, devenue plus ou moins incurable. L'examen fonctionnel — en attendant l'acoumètre uniforme idéal... et probablement irréalisable — se fera à l'aide de la parole, de la montre, des diapasons.

La recherche de la réaction galvanique du nerf auditif, considérée par Gradenigo comme un élément précieux de diagnostic dans la pathologie du nerf acoutisque, ne semble pas mériter l'honneur qui lui fut accordé tout d'abord. Il ressort en effet d'expériences nombreuses faites par Morel et par nous-même que cette méthode n'est pas assez précise pour les diagnostics délicats ; et, lorsque ses résultats sont suffisamment constants, elle est inutile, car les renseignements qu'elle fournit sont donnés déjà par les méthodes usuelles.

L'examen de l'oreille permet de localiser la lésion de l'appareil auditif et l'on peut dès lors distinguer quatre grandes classes de surdité :

1° Des surdités dues à une affection de l'oreille externe ;

2° Des surdités dues à une affection de l'oreille moyenne ;

3° Des surdités dues à une affection de l'oreille interne ;

4° Des surdités centrales.

Cette division est forcément schématique.

Derrière une affection de l'appareil récepteur peut exister

en effet une lésion de l'appareil de transmission ou de perception ; dessous un bouchon de cérumen peut apparaître une sclérose. De même, fréquentes sont les surdités dans lesquelles les oreilles moyenne et interne sont l'une et l'autre malades. On rencontre en particulier des cas où le processus scléreux, primitivement localisé à la caisse, se propage à l'oreille interne, et l'on peut avoir tous les stades de cette marche pathologique. La classification précédente nous permettra cependant de mettre un peu d'ordre parmi les diverses surdités et nous la conserverons, sous cette réserve qu'elle n'est pas rigoureusement absolue.

Il ne sera pas question ici de la surdi-mutité.

II. — SURDITÉ DUE A UNE AFFECTION DE L'OREILLE EXTERNE

L'oreille externe sert à recueillir les sons et à permettre leur arrivée au tympan. Le pavillon n'a qu'une action insignifiante comme conducteur sonore solidien ; son rôle est celui d'un collecteur permettant l'arrivée à l'air du conduit auditif d'une série d'ondes sonores, que leur incidence n'y fait pas pénétrer directement. Il contribue en outre à faire reconnaître la direction d'où proviennent les sons (Gradenigo). L'air du conduit transmet au tympan les ébranlements que sa masse reçoit. Un degré plus ou moins accentué de surdité accompagnera donc tout état pathologique allant à l'encontre de ces fonctions et déterminant soit la diminution du volume de la masse aérienne normalement contenue par le conduit, soit l'empêchement pour l'ébranlement sonore d'aller se terminer sur le tympan lui-même, soit un moindre degré de concentration des ondes extérieures ou un obstacle à leur libre accès dans le conduit.

Les surdités liées à une affection de l'oreille externe sont congénitales ou acquises.

1. — AFFECTIONS CONGÉNITALES.

Les malformations congénitales du pavillon consistant en la suppression de ses sinuosités n'ont sur l'audition, lorsqu'elles existent seules, qu'une action assez minime ; on n'a pas à s'en inquiéter dans la pratique.

Il n'en est plus de même de l'enroulement du pavillon qui, dans certains cas de microtie, ferme absolument le conduit auditif. Cette occlusion est presque toujours associée à une *atrésie congénitale du conduit*, et c'est cette dernière qui ici prime tout au point de vue thérapeutique. De son côté, l'atrésie congénitale du conduit s'accompagne le plus souvent de malformations du pavillon. Les faits de ce genre ne sont pas très rares, puisque Hunter Tod en a réuni 140 observations, et que, depuis son travail, plusieurs auteurs en ont rapporté à leur tour de nouveaux exemples. Notre maître, M. Lannois, en particulier, dans une étude de l'audition dans l'atrésie congénitale, en a cité 9 cas personnels.

Quelques malades sont relativement peu gênés par cette infirmité. Un des malades de Lannois, par exemple, un enfant de six ans, porteur d'une atrésie totale bilatérale, conversait comme s'il avait été normal et pouvait suivre sa classe : l'audition se fait alors par transmission osseuse et aussi par transport des ondes sonores à travers les narines et la bouche jusqu'à la trompe et de là à la caisse. La surdité est cependant assez marquée d'ordinaire pour qu'une intervention soit indiquée. Malheureusement les résultats ne correspondent pas à ce qu'on pourrait espérer et l'analyse des observations dans lesquelles une opération fut pratiquée montre que celle-ci fut constamment illusoire. Seul Bonnafont a eu un succès, mais il s'agissait dans son cas, non d'une atrésie du conduit, mais de son occlusion par une simple membrane. En effet, après que l'on s'est efforcé de créer un méat et un conduit suffisants, la plaie, même dans les cas les plus favorables au début, ne tarde pas à se combler, malgré l'emploi de drains, tubes de plomb, de verre, etc., que les divers opérateurs y ont introduits pour essayer de s'opposer à cette fermeture. Aussi doit-on considérer comme vouée à un fatal insuccès toute tentative de ce genre. Est-ce à dire que l'abstention complète soit de mise dans tous les cas d'atrésie du conduit ? Nous ne le pensons pas, et voici la conduite qu'il semble logique de suivre, en présence de ces malformations congénitales.

1° S'assurer qu'il n'existe pas simultanément une lésion de l'oreille interne qui rendrait inutile toute intervention sur l'oreille externe ou sur l'oreille moyenne ;

2° Si l'oreille interne est saine, explorer l'état du conduit ou de ses vestiges en décollant le pavillon par une incision faite dans le sillon rétro-auriculaire :

a. S'il s'agit d'une simple membrane obturant un conduit normal, libérer ce conduit en taillant un méat auditif dans le rudiment de pavillon qui existe ;

b. S'il s'agit d'une véritable atrésie, ne pas s'inquiéter du conduit ; mettre la caisse en communication avec l'extérieur par un tunnel mastoïdien, comme dans un cas de cure radicale, mais en ayant soin d'éviter la fermeture de l'ouverture ainsi créée. On rendra de la sorte plus facile l'arrivée des ondes sonores à la paroi interne de la caisse, et l'audition pourra en être heureusement influencée. Il ne faudra pas s'attendre cependant à des résultats extrêmement brillants ; mais on est certainement autorisé, dans les cas où la surdité est considérable, à tenter un effort, dont l'issue la plus défavorable sera la persistance de cette surdité. Sans doute l'ouverture mastoïdienne qu'on laissera béante sera inesthétique, mais le sujet s'en accommodera volontiers si elle lui est utile. Dans le cas contraire, il sera toujours temps de la refermer par une autoplastie secondaire.

2. — AFFECTIONS ACQUISES.

1. *Suppression totale du pavillon.* — Les cas de suppression totale du pavillon, comme celui que Gradenigo rapportait tout récemment, sont évidemment des plus rares. Il

s'agissait d'un jeune paysan qui, au cours d'une rixe, eut tout le pavillon de l'oreille gauche tranché net par un coup de couteau. Cette suppression n'entraîne pas une surdité considérable; la diminution de l'acuité auditive, qu'elle déterminait dans le cas précédent, en particulier pour les sons faibles, montre du moins la part notable du pavillon dans la perception acoustique. Le traitement consistera, comme l'a fait Gradenigo dans son cas, à appliquer un appareil de prothèse.

II. *Obstruction du conduit auditif.* — Le conduit auditif peut être obturé en partie ou en totalité. La surdité varie avec le degré de cette obstruction, et aussi avec sa localisation. Elle est naturellement plus considérable lorsque le corps qui la détermine, placé profondément, comprime le tympan et l'empêche de vibrer.

La surdité par bouchon de cérumen représente le type parfait de la surdité par obstruction du conduit auditif. Les bouchons épidermiques, les corps étrangers, la sténose du conduit due à l'eczéma, à une exostose, à un furoncle, les rétrécissements acquis produisent également, à des. degrés divers, des surdités du même genre.

1º Cérumen. — L'extraction du bouchon de cérumen constituera tout le traitement de ce genre de surdité. La guérison sera immédiate, à la condition toutefois qu'il n'existe pas en même temps une surdité de l'oreille moyenne ou de l'oreille interne. Aussi ne faut-il pas trop se hâter de la promettre au malade. Un lavage de l'oreille fait tous les frais de l'opération. Opération banale, souvent mal faite pourtant : que de fois ne voit-on pas un bouchon de cérumen survivre à des semaines de lavages.

Une seringue à hydrocèle ou un seau à injections à hauteur variable sont certainement les instruments qui conviennent le mieux aux lavages, dans le cas de bouchon de cérumen. On peut en effet graduer à volonté et à chaque instant la pression. L'énéma, la poire en caoutchouc, l'irrigateur ordinaire seraient d'un emploi moins commode.

L'injection sera faite avec de l'eau bouillie ou boriquée

tiède, ou avec de l'eau légèrement bicarbonatée à 1 p. 100.
Avant de la commencer, l'opérateur devra se souvenir de
la conformation en dos d'âne de la paroi inférieure du
conduit; aussi, pour éviter que le jet ne soit arrêté dans sa
course, devra-t-il, de la main gauche, redresser cette courbure en tirant le pavillon en haut, en arrière et en dehors.
Il se souviendra également que le but de l'irrigation est de
chasser le bouchon de cérumen et non de l'enfoncer davan-
tage, et cette considération le conduira à employer un embout
effilé et non un embout renflé, qui obturerait plus ou moins
le méat et empêcherait de diriger le jet comme il doit l'être,
c'est-à-dire tangentiellement à l'une des parois. L'emploi
d'un revêtement de caoutchouc pour l'embout, conseillé
lorsque les malades se servent eux-mêmes d'une seringue,
est inutile quand celle-ci est entre les mains du médecin.

La seringue étant tenue de la main droite, on en applique
l'embout contre une paroi du conduit, de façon qu'il
s'établisse un double courant, le jet ressortant sensiblement
du côté diamétralement opposé à celui sur lequel est faite
l'injection.

Lermoyez et Boulay considèrent la paroi postéro-supérieure comme le meilleur point d'application, car de cette
façon le liquide aborde le tympan moins perpendiculairement
et le traumatise peu. La paroi inférieure convient bien également. Il faut d'ailleurs souvent varier la direction dans
laquelle est faite l'injection pour arriver à décoller le bouchon
lorsqu'il est très adhérent.

On évitera cependant, autant que possible, d'appuyer
l'embout contre la paroi postérieure, car on pourrait ainsi
déterminer des réflexes désagréables pour le malade, de la
toux auriculaire, par exemple.

La première seringue sera injectée doucement; elle ser-
vira à humecter le bouchon et à vérifier la susceptibilité du
malade à l'égard du vertige, qui se produit quelquefois. S'il
n'en existe point, les injections suivantes seront faites sous
une pression plus forte, que l'on aura soin toutefois de ne
jamais exagérer. Après un nombre d'injections variable

avec l'adhérence du bouchon, celui-ci sortira, chassé par le liquide qui va le prendre par derrière, tantôt en une masse compacte parfois très volumineuse, tantôt en fragments formant une véritable bouillie.

La surdité disparaît généralement en grande partie avec cette issue. On n'aura plus qu'à s'assurer que tout est bien enlevé et à sécher le conduit de l'eau de lavage qu'il renferme. On recommandera ensuite au malade de garder pendant vingt-quatre heures un tampon de coton au méat pour protéger son oreille contre les effets de cette décompression brusque, contre les bruits extérieurs et la température ambiante, si l'on est en hiver. L'acuité auditive ne revient complètement qu'au bout de quelques heures, en raison de l'ébranlement labyrinthique et de la congestion qui accompagnent toujours plus ou moins le lavage.

Parfois le cérumen est si adhérent qu'on ne parvient pas à en débarrasser l'oreille, même avec une série très prolongée de lavages. On pourra essayer de le ramollir au moyen d'eau oxygénée que l'on instillera dans l'oreille. Au bout d'une demi-heure environ, on recommence les irrigations.

Le plus simple, dans ces cas, est de prescrire au malade pendant vingt-quatre ou quarante-huit heures l'instillation matin et soir dans le conduit de quelques gouttes d'huile mentholée à 1/30. On peut encore conseiller des bains d'oreille d'une durée d'une dizaine de minutes, renouvelés trois ou quatre fois par jour, avec la solution suivante :

Carbonate de soude .... 5 grammes.
Glycérine pure .... ⎱
Eau distillée................. ⎰ ãã 10   —

En règle générale il faut se garder des pinces pour l'extraction des bouchons de cérumen et l'on peut poser en principe que toute manœuvre faite dans l'oreille est dangereuse quand elle est pratiquée par une main inaccoutumée à cette région. Il n'en va plus de même évidemment dans le cas du spécialiste : la pince peut lui être très utile pour enlever, sous le contrôle de la vue, les petits débris épidermiques ou cérumineux qui restent souvent dans le conduit après l'extraction du bouchon. On évite ainsi de nouveaux lavages.

2° Bouchons épidermiques. — La surdité produite par les bouchons épidermiques résultant de la desquamation du conduit auditif et du tympan se guérit comme celle du bouchon de cérumen. Les bouchons épidermiques cependant sont particulièrement adhérents aux parois du conduit. Aussi leur extraction demande-t-elle fréquemment plusieurs séances de lavages, dans l'intervalle desquelles on prescrira, pour leur ramollissement, des instillations d'huile mentholée à 1/30, d'alcool, d'eau oxygénée, d'huile salicylée à 1/50. L'aide de la pince ou du crochet sera souvent très utile. Le traitement de l'otite externe causale empêchera ensuite la reproduction du bouchon.

3° Eczéma. — L'accumulation des débris résultant d'un eczéma du conduit pourra déterminer une surdité analogue à la précédente. Un lavage débarrassera le malade de sa surdité ; le traitement de l'eczéma empêchera le retour de cette dernière.

4° Exostoses. — Les exostoses n'entraînent pas d'ordinaire de diminution de l'audition. Dans certains cas cependant elles sont assez volumineuses pour obturer le conduit au point d'amener de la surdité. Une intervention est alors indiquée, lorsque l'autre oreille n'est pas assez bonne pour permettre une audition moyenne. On se sera assuré au préalable que la surdité ne reconnaît pas d'autre cause. L'opération consistera à enlever l'exostose ; elle sera faite sous anesthésie générale. Le miroir de Clar fournira l'éclairage le meilleur. Avec Lermoyez et Boulay, on distingue deux cas, suivant que l'exostose est située peu profondément ou au contraire profondément.

A. *Dans le cas d'exostose peu profonde*, l'extraction sera faite par les voies naturelles. Plaçant une gouge dans le conduit, à la base de la tumeur, on taillera peu à peu un sillon de plus en plus profond, sans s'inquiéter de la peau. Lorsqu'on est parvenu à l'extrémité de l'exostose, on la fait sauter d'un bloc en imprimant à la gouge un mouvement de levier. On sectionne au bistouri ou aux ciseaux la peau du conduit, qui n'est pas détachée et qui maintient encore la tumeur, puis on tamponne le conduit à la gaze aseptique ou antiseptique.

B. *Dans le cas d'exostose profonde*, l'extraction par le conduit serait forcément faite un peu au hasard. Elle exposerait à des échappées du côté de la caisse ou dans la région du facial. Aussi faut-il décoller le pavillon, comme on le fait dans une cure radicale, pour aborder plus commodément le conduit.

S'il s'agit d'une exostose pédiculée, on sectionne le conduit cartilagineux à son union avec le conduit osseux et l'on enlève la tumeur comme dans le cas précédent.

Si au contraire *l'exostose est sessile*, on fera une véritable résection sous-périostée. Après décollement du pavillon, on incisera le périoste et on ruginera aussi profond qu'il sera nécessaire pour mettre l'exostose complètement à nu. On aura ainsi un rideau, composé du périoste et du conduit membraneux, que l'on réclinera du côté de la paroi antérieure. Après avoir fait l'hémostase de la région, on réséquera la tumeur osseuse. On égalisera aussi minutieusement que possible son point d'implantation, et l'on remettra en place le périoste et le conduit membraneux, que l'on maintiendra au moyen d'un tamponnement à la gaze stérilisée pratiqué dans le conduit. La réunion se fait par première intention.

La surdité ne disparaît pas immédiatement après l'opération ; ordinairement au contraire elle augmente même pendant quelque temps par suite de la commotion labyrinthique, qui accompagne fatalement l'intervention. On a même rapporté des cas où la surdité s'était prolongée pendant plus d'un an, mais ces derniers faits sont exceptionnels. Habituellement l'acuité auditive redevient normale au bout de deux ou trois semaines.

5° CORPS ÉTRANGERS. — Les corps étrangers n'entraînent habituellement pas de surdité par eux-mêmes, car ils n'obturent pas complètement le conduit. Ils sont par contre un excellent point d'amorce pour un bouchon de cérumen. Parfois aussi ils sont l'occasion d'une surdité par lésions de l'oreille moyenne, développées à la suite de tentatives d'extraction maladroites. Nous n'avons pas à parler ici de leur mode d'extraction ; rappelons seulement que, dans la presque totalité des cas, les lavages de l'oreille y suffisent. L'extraction instrumentale n'en doit être tentée que lorsque les lavages ont échoué ; elle sera faite alors sous le contrôle de la vue et par l'auriste.

6° Rétrécissements acquis. — Les divers rétrécissements acquis du conduit, qu'ils soient fibreux, membraneux ou osseux, ne provoquent également la surdité qu'en facilitant l'occlusion complète du conduit par du cérumen, des débris épithéliaux, etc.

7° Furoncles. — Les furoncles du conduit déterminent un gonflement qui s'accompagne parfois d'un peu de surdité ; mais, dans ces cas, les phénomènes douloureux dominent complètement la scène et le malade ne se préoccupe pas d'une diminution de l'acuité auditive, qui disparaît d'ailleurs bientôt avec la cause qui lui a donné naissance.

III. — SURDITÉ DUE A UNE AFFECTION DE L'OREILLE MOYENNE

Les sons, recueillis par l'oreille externe, sont transmis à l'oreille interne par le tympan et la chaîne des osselets. Comprimée sur sa face externe par l'air atmosphérique, la membrane tympanique doit, pour pouvoir osciller librement et utilement, recevoir du côté de sa face interne une pression compensatrice identique. Cette pression arrive à la caisse par la trompe. Toutes les causes qui empêcheront cette compensation normale retentiront indirectement sur les fonctions de transmission de l'oreille moyenne. Aussi doit-on rattacher aux surdités dues à des lésions du tympan et des osselets celles qui sont d'origine tubaire. Nous passerons successivement en revue les unes et les autres, non sans avoir rappelé au préalable la coexistence fréquente, habituelle même, de plusieurs d'entre elles.

1. — SURDITÉ DUE A DES LÉSIONS DU TYMPAN.

I. *Perforations sèches du tympan.* — Le rôle du tympan dans l'audition a été maintes fois discuté ; d'aucuns même sont allés jusqu'à décréter son inutilité. Cette dernière affirmation, toute paradoxale, correspond à certains faits de diminution de l'audition à la suite de la cicatrisation d'une perforation tympanique. Il existe en effet, dans les cas de ce genre, des lésions de la chaîne des osselets, qui rendent très défectueuse la transmission des ondes sonores par leur intermédiaire. Dès lors une perforation tympanique ne peut qu'être utile à l'audition en permettant aux ondes de parvenir directement aux fenêtres ronde et ovale et d'éviter ce qui est devenu un obstacle pour elles.

Au contraire, lorsque la chaîne des osselets est saine, une perforation du tympan est une cause réelle de surdité. Ces cas correspondent à une partie des perforations sèches. Divers procédés ont été essayés pour guérir la surdité par leur obturation. On peut les diviser en trois groupes : 1° l'avivement ; 2° la greffe ; 3° le tympan artificiel.

1° Avivement. — L'avivement est le procédé le plus simple ; il serait aussi le meilleur s'il était généralement applicable. Il consiste en effet à charger la membrane elle-même de combler la perforation en se régénérant. Malheureusement cette régénération ne s'opère que dans le cas de petite perforation.

L'avivement se fait au bistouri, au galvanocautère ou aux caustiques chimiques. Il a pour but de détruire la couche épidermique du bord de la perforation et d'exciter son bourgeonnement.

L'avivement au bistouri se pratique en raclant les bords de la perforation avec le tranchant d'un bistouri boutonné ou en réséquant, sur une étendue de 1 à 2 millimètres le pourtour de cette perforation, lorsque le tympan est très épaissi à son niveau. Gruber a préconisé des scarifications multiples très rapprochées, faites tout autour de l'orifice. Tous ces procédés sont aujourd'hui abandonnés.

Ils n'auraient de chance de réussite que dans le cas de perforation extrêmement petite.

La cautérisation au galvanocautère, essayée par Schwartze, précipite parfois la lésion du mauvais dans le pire, en déterminant à nouveau une inflammation dont on ne peut prévoir les conséquences et qui peut-être se terminera par un agrandissement de la perforation.

Les caustiques chimiques ont moins d'inconvénients. Le nitrate d'argent, employé par Politzer, a donné de bons résultats. On le porte, sous forme de perle fondue au bout d'un stylet, jusque sur les bords de la perforation que l'on cautérise légèrement. Mais le bourgeonnement ainsi obtenu ne va pas toujours jusqu'à la restauration complète de la membrane. Lermoyez et Boulay considèrent comme le procédé de choix la cautérisation à l'acide trichloracétique, préconisée par Okuneff. Comme l'acide trichloracétique est rapidement déliquescent à l'air, ces auteurs conseillent de l'employer à l'état liquide en y trempant l'extrémité d'un porte-coton fin, avec lequel on ira ensuite toucher les bords de la perforation et eux seuls : une cautérisation simultanée de la muqueuse de la caisse risquerait en effet d'amener une nouvelle suppuration. C'est dire que cette petite opération sera faite toujours sous le contrôle de la vue et par une main exercée. La cautérisation sera renouvelée tous les huit jours jusqu'à obturation complète de la perforation. Cette occlusion complète serait obtenue dans un tiers des cas, d'après Lermoyez et Boulay. Il est évident d'ailleurs qu'il n'y faut pas trop compter si la perforation est un peu large.

2° GREFFE. — On avait songé, dans les cas de perforation trop large, où échouait l'avivement simple, à aider au moyen de greffe la régénération opérée par celui-ci. Les tentatives de greffes cutanées ne furent pas heureuses, ce qui n'était pas pour surprendre en semblable région.

Berthold eut alors l'idée ingénieuse de leur substituer des greffes faites avec la membrane coquillière de l'œuf. Un morceau de cette membrane, de dimensions un peu supérieures à celles de la perforation, était aspiré du côté de sa face externe, à l'extrémité d'un tube creux de verre ou de métal dans lequel on maintenait le vide. On le portait sur la perforation qu'il s'agissait d'obturer et, lorsqu'il était en place, on lui faisait quitter le tube en laissant entrer l'air dans celui-ci. La face albumineuse de la membrane restait appliquée contre le tympan. On achevait, s'il était nécessaire, de l'étaler régulièrement avec une pince ou un stylet. On avait ainsi, tendu au-dessus de la perforation, un pont servant de support à la régénération tympanique. Ce procédé est d'une technique assez délicate. Ses résultats d'autre part ne sont pas très encourageants. Aussi, après avoir constaté son élégance, doit-on avouer que c'est là sa principale valeur.

3° Tympan artificiel. — L'expérience oblige donc d'arriver à cette conclusion que la régénération de la membrane tympanique, dans le cas de perforation sèche, ne peut s'obtenir que lorsque cette perforation est petite. Elle apprend en outre que des tentatives intempestives ne sont pas sans danger, car souvent, si elles ne régénèrent pas le tympan, elles régénèrent la suppuration. On ne se trouvera pas cependant absolument désarmé, dans le cas de surdité due à une perforation sèche large : on ne peut pas obtenir une occlusion définitive, on se contentera d'une occlusion temporaire au moyen d'un tympan artificiel.

Mode d'action. — Diverses interprétations ont été fournies pour expliquer son mode d'action. Pour Ehrardt, la pression exercée par le tympan artificiel sur la membrane tympanique et la chaîne des osselets aurait pour résultat de refouler et de resserrer les articulations et d'en augmenter ainsi la puissance de transmission. Pour Knapp, au contraire, ce serait un mouvement de bascule de la chaîne des osselets, que déterminerait la pression exercée par le tympan artificiel sur la courte apophyse. Cette nouvelle position, plus voisine de la normale, rendrait plus facile la transmission sonore. L'interprétation de Lucae paraît plus proche de la réalité. C'est à l'augmentation de pression intralabyrinthique, consécutive à l'application du tympan artificiel, qu'il attribue l'augmentation parallèle de l'audition. Normalement, en effet, le tympan reçoit tout entier la poussée des ondes sonores, mais tout l'effort se concentre au niveau du manche du marteau, d'où il est transmis à l'oreille interne (Bonnier). Dans le cas de perforation sèche, une partie de cette poussée est évidemment perdue; l'obturation de la perforation par un tympan artificiel, qui se superpose au tympan vrai, qui fait corps avec lui, diminue naturellement cette déperdition des ondes sonores et permet leur concentration sur le manche.

Il ne faut pas d'ailleurs vouloir expliquer tous les cas par le même mécanisme. Quand, en effet, comme cela se rencontre parfois, l'application d'un tympan artificiel augmente l'audition en l'absence d'un ou plusieurs osselets, les interprétations précédentes tombent d'elles-mêmes. On peut admettre alors, avec Berthold, que les ondes sonores passent par le cadre tympanal en même temps que par voie aérienne et que le tympan artificiel leur facilite cette marche par voie osseuse.

Résultats. — Toujours est-il que l'emploi du tympan artificiel donne assez souvent de bons résultats. Parfois même on assiste à une véritable transformation, un malade dont l'audition est presque nulle pouvant aisément prendre part à une conversation dès qu'on lui a placé un tympan artificiel. Il va sans dire que l'oreille interne devra être saine et la chaîne des osselets mobile, car les cas où le tympan artificiel donne une amélioration de l'audition, quand il existe des lésions de la chaîne, sont exceptionnels. Il faut aussi que la caisse soit absolument sèche : le tympan artificiel joue en effet le rôle de corps étranger; s'il existe, au moment où on l'applique, le moindre suintement, on pourra voir apparaître, à la suite, de la suppuration : on aura nui au lieu d'avoir été utile. Pour le même motif, on aura soin de n'introduire dans l'oreille qu'un tympan aussi aseptique que possible.

Les lésions des osselets, l'absence même du marteau et de l'enclume ne sont pas malgré tout une contre-indication absolue à l'emploi du tympan artificiel. En effet, si l'étrier subsiste et a conservé sa mobilité, et si la perforation est assez large pour permettre au tympan artificiel d'aller s'appliquer contre lui, l'audition pourra être améliorée.

Variétés. — Il existe toute une série de tympans artificiels. Le plus simple et le premier en date est celui employé par Yearsley en 1848, et formé simplement d'un petit tampon de coton. C'est celui qu'utilisent parfois spontanément certains malades. Une cliente de Lannois, par exemple, prenait un petit morceau de coton, lui donnait une forme arrondie, et, après l'avoir humecté avec un peu de salive, le poussait au fond de son conduit avec une épingle à cheveux. Le médecin, lui, substituera en pareil cas la glycérine à la salive, la pince et le stylet à l'épingle à cheveux.

Toynbee se servait d'une petite plaque circulaire en caoutchouc, montée sur un fil d'argent de la longueur du conduit, qui en rendait l'introduction et l'extraction faciles.

Dans d'autres modèles, le fil métallique, pénible pour le malade, était remplacé par un fil souple, la plaque de caoutchouc par une simple lamelle de même matière, par du taffetas, du papier, etc.

Un excellent modèle est celui de Joly. Il est constitué par un petit morceau circulaire de lint boriqué de 11 millimètres de diamètre. Une des faces du lint est recouverte d'une légère couche d'ouate ; cette couche permet de saisir le tympan artificiel avec une pince sans le recroqueviller. Ainsi tenu, le tympan sera trempé dans de la glycérine aseptique et porté contre le tympan. On achèvera, sous le contrôle de la vue, de l'étaler et de l'appliquer exactement au moyen d'un stylet. On enlèvera ensuite, s'il y a lieu, avec un porte-coton l'excès de glycérine. Quelques auteurs fixent le tympan artificiel au moyen du collodion. C'est, croyons-nous, une mauvaise pratique, car on favorise de la sorte la rétention, en cas de suppuration ultérieure, qu'il faut toujours considérer comme possible.

En général, si le tympan artificiel doit améliorer l'audition, ce changement se fait sentir, au moins en partie, dès son application. Parfois cependant l'amélioration n'est pas absolument immédiate.

Le tympan artificiel reste en place un temps très variable suivant les cas, parfois plusieurs semaines, même plusieurs mois. Il y demeure ordinairement beaucoup moins; il n'est pas rare, en effet, de le voir tomber après que son propriétaire se sera mouché un peu trop violemment. Aussi recommandera-t-on au malade d'éviter tout ce qui pourrait déterminer un déplacement de son tympan artificiel et par suite le retour de sa surdité. Quelques auteurs, Lermoyez et Boulay entre autres, conseillent le renouvellement journalier de l'appareil, si l'on fait usage d'un tympan en coton. Comme cette opération sera, dans ces conditions, forcément faite par le malade lui-même, elle sera à peu près fatalement accompagnée de fautes d'asepsie, c'est-à-dire que ce sera le retour de la suppuration à plus ou moins longue échéance. Aussi croyons-nous préférable que le malade garde son tympan artificiel jusqu'à ce qu'il se déplace. Le médecin alors enlèvera le tympan devenu inutile et en mettra un autre, après avoir vérifié l'état de l'oreille et prescrit une interruption du traitement s'il existe la moindre trace d'inflammation.

Le traitement de la surdité due à une perforation sèche se résume donc en ces deux indications :

Perforation petite : avivement et cautérisation à l'acide trichloracétique.

Grande perforation : tympan artificiel.

II. *Relâchement du tympan.* — « Bien qu'il soit hors de doute, dit Politzer, que les modifications de tension du tympan et de la chaîne des osselets aient une grande influence sur le fonctionnement de l'appareil transmetteur du son, il faut signaler ce fait clinique important qu'on n'observe assez souvent qu'une légère altération de l'ouïe avec une membrane fortement tendue et plus fréquemment encore avec une membrane excessivement lâche. »

Les faits de tension exagérée sont dus en général à des adhérences venant de la caisse ; nous les retrouverons en étudiant la surdité provoquée par l'otite moyenne adhésive.

Les relâchements du tympan coexistent ordinairement avec une obstruction de la trompe, et c'est à ce dernier accident qu'ils doivent l'importance qu'ils peuvent acquérir au point de vue de l'audition. La pression compensatrice normalement exercée sur la paroi interne du tympan venant à être diminuée ou abolie, en suite d'une obstruction de la trompe, le tympan s'enfonce de toute sa flaccidité. Le traitement se confondra alors avec celui de l'obstruction ; nous y reviendrons plus loin.

Dans quelques cas, cependant, le relâchement est, en dehors de toute affection tubaire, responsable d'un certain degré de surdité. On ne peut, bien entendu, songer à réséquer un morceau de la membrane trop lâche. Peut-on du moins créer à son niveau un processus qui entraînera une rétraction salutaire? On l'a essayé sans grand succès, semble-t-il, mais non sans danger.

Des paracentèses multiples et répétées ont été pratiquées dans ce but, mais n'ont pas produit le résultat cherché. La rétraction a été également demandée à une cautérisation au galvanocautère. Ce procédé est justement abandonné aujourd'hui. Il est bien difficile, en effet, malgré toutes les précautions possibles, d'assurer l'asepsie d'une perforation ainsi faite et la cautérisation a grand'chance de produire une otite moyenne, dont on ne sera pas toujours maître de régler l'évolution tout à son gré. Sans doute une semblable suppuration se terminera parfois sans accident et pourra être curatrice du relâchement; mais c'est là un résultat qu'on ne peut pas escompter et la suppuration peut laisser après elle de sérieuses lésions.

Aussi doit-on s'efforcer d'agir sans effraction sur la membrane tympanique : c'est le but de la méthode de Mac Keown consistant en application sur le tympan d'une mince couche de collodion. Après un cathétérisme, destiné à redresser le tympan, on instille une dizaine de gouttes de collodion dans l'oreille du malade, que l'on fait tenir la tête penchée du côté opposé. Puis, avec un porte-coton, on enlève l'excès de la substance, de façon qu'elle ne forme qu'une pellicule étendue sur toute la membrane. Au bout de trois ou quatre minutes le collodion est sec, et par son adhérence au tympan il devient pour celui-ci un véritable tuteur. L'audition se trouve par suite notablement améliorée.

Cette pratique, pour inoffensive qu'elle paraisse, n'est pas sans offrir quelques inconvénients. Le collodion, en effet, reste intimement adhérent au tympan et il peut demeurer ainsi en place pendant des semaines et des mois : c'est là d'ailleurs la raison d'être de son emploi. Mais, en même temps qu'il soutient le tympan, il ferme la caisse ; survienne, pour une cause quelconque, une otite moyenne aiguë, le tympan ainsi renforcé offrira naturellement plus de résistance à la perforation spontanée salutaire. Mais, dira-t-on, le médecin est là pour ouvrir un passage au pus, pour lever l'écluse. Sans doute, mais il est encore un grand nombre de malades, peut-être la majorité, qui ne savent pas aller demander à l'auriste la paracentèse précoce et chez qui, dans un cas semblable, le collodion pourrait préparer une mastoïdite ou du moins rendre l'évolution de l'otite plus pénible et plus longue, alors même que la perforation spontanée aurait fini par s'effectuer. Nous n'en voulons pour preuve que le fait suivant, que nous avons eu l'occasion d'observer il y a quelques mois. Fin janvier nous avions collodionné les deux tympans, assez fortement relâchés, d'un de nos malades. L'audition, de ce fait, avait été nettement améliorée. Fin avril, c'est-à-dire trois mois après, nous l'avions revu et avions constaté que le collodion était toujours en place de l'un et l'autre côté ; rien d'anormal n'existait dans les oreilles. Le 8 juin, nouvelle visite de notre malade, qui cette fois était lugubre. Il nous raconta que, en voyage d'affaires depuis plus d'un mois, sa vie avait été un véritable martyre. Il avait eu d'abord des furoncles du conduit gauche, puis cette oreille s'était mise à couler. Il avait vu en route plusieurs médecins et nous revenait avec une série d'ordonnances. Bref, le dernier auriste consulté, un de nos confrères les plus distingués, lui avait constaté une carie du manche du marteau et lui avait fait prévoir la nécessité de l'ablation de cet osselet et peut-être même d'une cure radicale à son retour à Lyon. L'audition était diminuée. La suppuration persistait et des débris remplissaient le fond du conduit malgré des lavages quotidiens. A l'examen on ne voyait rien de net : un simple magma de pus et de débris. Après un lavage soigneux, un peu de netteté se faisait et l'on apercevait en effet quelque chose de saillant ressemblant à un manche dénudé, jaune grisâtre. Pourtant il nous semblait impossible que de tels dégâts aient pu se produire si rapidement ; d'ailleurs la présence de débris très adhérents, dont l'extraction à la pince était insupportable pour le malade, contribuait à faire rentrer cette oreille dans les cas que l'on demande à revoir avant de se prononcer. Quelques jours plus tard, malgré les lavages quotidiens faits par le malade, l'état n'était pas sensiblement modifié ; mais un lavage que nous fîmes nous-même à ce moment donna issue à un véritable corps étranger ayant la forme du tympan, dont il moulait exactement les deux tiers supérieurs. Il était constitué par la mince couche de collodion appliquée cinq mois auparavant, sur laquelle s'étaient concrétés des sels calcaires et du cérumen. En même temps apparaissait le tympan, avec un manche saillant, mais intact et parfaitement sain, tandis que sur le corps étranger se détachait nettement ce qui avait donné l'illusion d'un manche dénudé et qui n'était autre chose que le moulage en collodion du manche réel. Sur le tympan se voyait une perforation linéaire, verticale, en arrière de la courte apophyse, par où le pus sortait en battant. Dès lors la guérison se fit rapidement, et un mois après le malade avait le tympan complètement cicatrisé ; son audition était redevenue normale. Il est inutile d'insister sur les inconvénients qu'avait eus le collodion dans ce cas ; et cependant l'écoulement purulent avait pu se faire par la partie déclive, au point où le collodion avait cédé.

Aussi doit-on se montrer peu prodigue de ce procédé thérapeutique et le réserver pour les seuls malades que l'on est sûr de pouvoir garder sous sa surveillance.

2. — SURDITÉ PAR OBSTRUCTION DE LA TROMPE.

La pression compensatrice arrivant à la face interne du tympan par le canal tubaire est-elle supprimée ou diminuée, il en résulte, indépendamment de toute autre lésion, un degré plus ou moins marqué de surdité. Refoulée en dedans, la membrane tympanique repousse en effet à son tour tous les osselets, et l'étrier se trouve gêné dans ses mouvements.

L'obstruction de la trompe est extrinsèque ou intrinsèque.

I. *Obstruction extrinsèque*. — Extrinsèque, elle est constituée par la fermeture mécanique de son orifice naso-pharyngien, en suite d'une affection du nez ou du naso-pharynx, queue de cornet, végétation adénoïde, tumeur du naso-pharynx, etc. Dans ces cas, le traitement consistera dans la suppression de la cause. Nous verrons, en étudiant la prophylaxie de la surdité, l'importance étiologique de ces lésions naso-pharyngiennes. La suppression de l'obstacle qui ferme la trompe ne détermine pas toujours la disparition complète de l'obstruction. Il est assez fréquent en effet qu'à sa faveur il se soit développé, à l'entrée du canal et même sur tout son trajet, de l'inflammation réalisant une obstruction intrinsèque. On rentre alors dans le cas suivant.

II. *Obstruction intrinsèque*. — L'obstruction intrinsèque de la trompe est ordinairement plus ou moins disséminée sur toute l'étendue du trajet tubaire ; qu'elle soit simplement catarrhale ou due à une rétraction fibrineuse, l'obstacle est formé par les parois elles-mêmes du canal. Dans quelques cas exceptionnels, l'obstruction siège à l'une des extrémités de la trompe. Il s'agit alors habituellement d'une obstruction cicatricielle.

Nous nous occuperons tout d'abord du premier cas, qui constitue l'obstruction classique.

Le traitement de la surdité consiste ici : 1° à vaincre les résistances des parois du canal tubaire pour permettre la pénétration normale de l'air à l'intérieur de la caisse; 2° à rendre constante cette pénétration. On emploie dans ce but la douche d'air et accessoirement le bougirage et les instillations intratubaires.

1° **Douche d'air.** — Dans les cas d'obstruction pure, l'effet du rétablissement de la pression compensatrice sur la face interne du tympan est immédiat : l'audition est rendue instantanément au malade.

La douche d'air se donne de deux façons principales : sans cathéter ou avec cathéter.

1° Insufflation sans cathéter. — Elle peut être faite suivant deux procédés : le procédé de Valsalva et le procédé de Politzer.

Le *procédé de Valsalva*, souvent mis spontanément à contribution par les malades, n'est guère employé comme moyen thérapeutique. Il consiste à faire pénétrer dans l'oreille l'air contenu dans le naso-pharynx, en en augmentant la tension et en lui fermant toute autre issue que la trompe. Pour cela le malade, après une inspiration profonde, ferme la bouche, se pince le nez avec les doigts et fait une expiration forcée. Normalement la pénétration de l'air dans l'oreille se fait alors très aisément, car la pression expiratoire est notablement supérieure à celle nécessitée par les résistances à vaincre qui, d'après Hartmann, n'est que de 20 à 60 millimètres de mercure. Mais, dans le cas d'obstruction de la trompe, ces résistances sont parfois beaucoup plus considérables et ce procédé d'insufflation devient insuffisant. Sa technique d'ailleurs court grand risque d'être souvent défectueuse, car elle est abandonnée forcément et complètement au malade. De plus celui-ci, trouvant ainsi le moyen de se procurer un soulagement immédiat, se laissera aller parfois à abuser de cette aération bienfaisante et finira par payer d'un relâchement du tympan ces insufflations trop fréquentes ou trop énergiques.

Le *procédé de Politzer* est la vraie méthode de douche d'air sans cathéter. Elle est basée sur le fait de la pénétration dans le canal tubaire et la caisse de l'air que l'on insuffle dans le nez, quand les narines sont fermées et le voile du palais relevé.

L'insufflation se fait au moyen d'une poire en caoutchouc, de dimensions telles qu'elle remplisse la main qui la tient. On se sert ordinairement d'un n° 12 ou 14; les numéros en indiquant la grosseur diffèrent cependant parfois pour une même poire suivant les fabricants; les poires autrichiennes n° 10 correspondent par exemple au n° 12 de certaines maisons françaises; aussi ne faut-il pas considérer comme absolue cette indication de numéro. Ces poires sont ou non munies d'une soupape permettant la rentrée de l'air extérieur après la compression; ce dispositif supplémentaire n'est pas nécessaire et, en fait, les poires qui en sont pourvues font un usage bien moindre que les autres. Un embout nasal olivaire est fixé directement sur la petite extrémité de la poire ou relié à elle par un tube de caoutchouc de quelques centimètres.

Le relèvement du voile du palais, destiné à fermer en arrière la cavité naso-pharyngienne, peut être obtenu de plusieurs manières. La plus efficace consiste à faire faire au malade un mouvement de déglutition, en lui disant d'avaler à vide ou, mieux, en lui faisant avaler une gorgée d'eau. Ce mouvement de déglutition a en outre l'avantage d'ouvrir la trompe, en même temps qu'il fait tendre le voile, facilitant ainsi doublement l'arrivée à la caisse de l'air insufflé. Le relèvement du voile peut être encore obtenu en faisant prononcer d'un ton fort et soutenu la voyelle *a* (Lucae), ou les sons *ak*, *ouk* (Gruber), *koukouk* (Brühl).

Chez les jeunes enfants, il est difficile d'user de l'un de ces artifices, mais la contraction réflexe du voile produite par l'arrivée de la douche d'air sur sa face supérieure suffit d'ordinaire à déterminer l'occlusion du naso-pharynx. L'ouverture de la trompe est d'ailleurs largement béante à cet âge. De plus, l'administration de la douche d'air provoque généralement des pleurs et des cris, qui ont également pour conséquence le relèvement du voile.

Après avoir expliqué au malade ce que l'on va faire, on l'installe sur une chaise, la tête appuyée contre un mur ou contre un appuie-tête. Puis on se place devant lui, à sa droite, la poire dans la main droite. S'il s'agit d'un enfant, on le fait tenir par un aide. L'embout est introduit dans la narine du côté où doit se faire l'insufflation ; il est placé horizontalement dans la direction du plancher, de façon que le courant d'air n'aille pas se briser dans la région supérieure des fosses nasales. On ferme alors les narines avec la main gauche, en maintenant d'une part l'embout en place et d'autre part en appuyant contre la cloison l'aile du nez de l'autre côté. On commande alors au malade d'avaler ou de crier *a*, *ouk*, etc., suivant les cas, en comptant au préalable 1, 2, 3, de façon que cet ordre soit exécuté à un moment précis. A cet instant on presse la poire d'un coup sec. Quand on fait l'insufflation pendant la déglutition, on se guidera également sur le mouvement d'ascension du larynx qui accompagne celle-ci. Après chaque insufflation on retire l'embout de la narine pour permettre à la poire de se remplir d'air à nouveau sans aspirer en même temps les mucosités qui peuvent se trouver dans le nez. On fait ainsi un nombre d'insufflations variable suivant les cas, ordinairement une dizaine.

On aura soin, quand on donne une douche d'air, de toujours s'assurer, au moyen du tube otoscopique, que l'air pénètre bien dans la caisse.

Quelques otologistes emploient, à la place de la poire, une pompe à compression : cette pratique doit, croyons-nous, être absolument rejetée. Elle n'offre d'autre avantage que celui d'éviter au médecin la peine de presser sur la poire, car il est au moins inutile d'employer des pressions plus fortes que celles obtenues par le procédé de Politzer, et elle expose à la production d'une rupture du tympan.

La douche d'air par le procédé de Politzer n'agit pas seulement sur la trompe du côté où elle est faite, mais aussi quoique bien plus faiblement, sur celle de l'autre côté. On pourra réduire au minimum cette dernière action en fermant avec le doigt, comme le conseille Politzer, le conduit auditif du côté que l'on veut laisser au repos ; ou encore, suivant la pratique de Gruber, en faisant pencher la tête du malade de façon que l'oreille sur laquelle on agit soit en haut, l'autre en bas.

2° INSUFFLATION AVEC CATHÉTER. — Les douches d'air par le procédé de Politzer suffisent chez les enfants ; chez les adultes, la moindre béance de l'orifice tubaire, la possibilité aussi d'une obstruction marquée, réclament souvent une méthode plus énergique, un apport de l'air insufflé dans la trompe elle-même : c'est ce que permet d'obtenir le cathétérisme.

Celui-ci s'effectue au moyen d'une sonde et d'une poire à air. Comme dans le procédé de Politzer, un tube otoscopique, reliant l'oreille du malade à celle du médecin, permet de vérifier l'arrivée de l'air dans la caisse. Divers modèles de cathéter ont été construits depuis que, pour la première fois, en 1724, Guyot, maître de postes à Versailles, eut l'idée de se faire dans la trompe des injections à l'aide d'un tube d'étain recourbé. Le modèle employé aujourd'hui consiste en un tube cylindrique de 12 à 14 centimètres de long, courbé à 145° à l'une de ses extrémités, celle qui doit pénétrer dans la trompe, et présentant à l'autre un pavillon permettant l'introduction de l'extrémité de la poire à insufflation. Un anneau, fixé sur la tige au niveau du pavillon, du côté de la courbure, sert à indiquer la direction de celle-ci dans les diverses manœuvres du cathétérisme. On aura plusieurs sondes de grosseur et de courbure différentes pour les divers cas auxquels on aura affaire.

Les préférences se partagent entre les cathéters métalliques et les cathéters en caoutchouc ; les sondes molles sont aujourd'hui complètement abandonnées. Les cathéters métalliques, en argent, en maillechort, etc., présentent, aux yeux de leurs partisans, l'avantage d'être plus facilement stérilisables ; ils sont en effet justiciables de l'ébullition. Les cathé-

ters en caoutchouc durci sont cependant absolument préfé-
rables, car leur maniement dans les fosses nasales est infiniment moins désagréable pour le malade. De plus, comme l'ont
fait remarquer Lermoyez et Boulay, ils sont inattaquables
aux solutions acides, iodées, etc., et l'on peut, en les chauf-
fant au-dessus d'une flamme, leur donner séance tenante
telle courbure que l'on veut. Quant à leur stérilisation, elle
est facile ; il suffit en effet de les laisser séjourner dans une
solution antiseptique de sublimé ou d'oxycyanure de mercure à 1 p. 1000, de phénosalyl à 1 p. 100, de permanganate
de potasse à saturation (Lannois). Il est bon de les conserver ensuite dans une solution antiseptique faible. Ces précautions devront être des plus sérieuses : le souvenir du
chancre des auristes est là pour inviter à une désinfection
minutieuse.

La poire dont on se sert pour l'insufflation d'air est semblable à celle employée pour le Politzer ; son bec doit entrer
à frottement doux dans le pavillon du cathéter. Il est
d'usage de la choisir un peu plus petite que pour l'insufflation directe.

Le malade est installé assis sur une chaise, la tête appuyée
contre un mur ou un appuie-tête, mais non renversée, ce
qui rendrait plus malaisée l'introduction du cathéter. Après
lui avoir expliqué ce qu'on va lui faire, on lui recommande
d'éviter tout mouvement et de respirer tranquillement par
le nez. Le médecin se place debout devant lui, à sa droite.
Il introduit alors l'otoscope dans l'oreille du malade et dans
la sienne, place la poire sous son aisselle gauche, le bec en
bas, et prend le cathéter dans la main droite. Il est d'usage
de conseiller de saisir celui-ci comme une plume à écrire,
l'anneau dirigé en bas. A cette pratique nous préférons celle
recommandée par notre maître Lannois, qui consiste à
tenir le cathéter l'anneau dirigé en bas, le pouce contre
l'orifice du pavillon, le médius appliqué en avant de l'anneau
et contre lui, au-dessous de la tige, l'index au-dessus de la
tige symétriquement. De cette façon, en faisant pénétrer la
sonde dans la fosse nasale, on l'appuie instinctivement

contre le plancher, évitant ainsi la fausse route du méat moyen, que l'on est plus exposé à suivre lorsqu'on tient le cathéter comme une plume à écrire.

Relevant le lobule du nez avec le pouce de la main gauche, on introduit la sonde, le bec en bas, et on la conduit sans violence le long du plancher. Dès lors, la technique varie suivant le procédé que l'on emploiera. Plusieurs méthodes en effet ont été indiquées pour la terminaison du cathétérisme ; nous en retiendrons trois qui correspondent à l'utilisation de trois points de repère anatomiques.

1º *Procédé de Triquet ou du cornet inférieur.* — Point de repère : l'orifice de la trompe se trouve sur la même ligne horizontale que l'insertion du cornet inférieur, à quelques millimètres en arrière de lui.

Manuel opératoire. — Après avoir fait dépasser au bec de la sonde l'épine nasale antéro-inférieure, on imprime à l'instrument un mouvement de rotation en dehors de 45º ; on place le bec sous le cornet inférieur dans la rainure formée par le plancher et la paroi nasale externe. Continuant à faire cheminer dans cette direction le cathéter vers le naso-pharynx, on le sent perdre contact lorsque son bec atteint l'extrémité postérieure du cornet inférieur. On n'a plus alors qu'à faire exécuter à la sonde une nouvelle rotation en dehors et en haut de 90º environ, tout en la repoussant encore de quelques millimètres en arrière pour être dans la trompe. Ce procédé, qui évite au malade les réflexes déterminés par le contact de la sonde sur la paroi pharyngienne postérieure, demande une grande habitude de la part de celui qui l'emploie : c'est dire que son usage n'est pas courant et qu'on ne peut le recommander à ceux qui apprennent.

2º *Procédé de Frank ou de la cloison.* — Point de repère : l'orifice de la trompe se trouve sur le même plan vertical que le bord postérieur de la cloison.

Manuel opératoire. — On conduit le cathéter le long du plancher, le bec en bas, jusqu'à la paroi postérieure du pharynx ; par une rotation de 90º en dedans, on rend alors le bec horizontal ; on retire la sonde jusqu'à ce qu'on la sente arrêtée, au moment où le bec, par suite de sa courbure, vient buter contre la paroi postérieure de la cloison. Une rotation en dehors de 225° environ termine l'opération.

Ce procédé a l'avantage d'être en quelque sorte mathématique : c'est celui des débutants. Les mains exercées lui préfèrent le suivant, qui est certainement moins pénible pour le malade lorsqu'il est pratiqué sans tâtonnement. Au contraire, exécuté par une main un peu novice, il serait plus désagréable, en même temps qu'il mènerait moins sûrement au but.

3° *Procédé de Kuh ou de la fossette de Rosenmüller.* — Point de repère : l'orifice de la trompe se trouve en avant de la fossette de Rosenmüller, dont il est séparé par le repli salpingo-pharyngien.

Manuel opératoire. — Comme dans le procédé précédent, on conduit le cathéter jusqu'à la paroi postérieure du pharynx. A ce moment une rotation de 45° en place le bec dans la fossette de Rosenmüller. Le repli salpingo-pharyngien le sépare seul de la trompe ; on le lui fait franchir en retirant légèrement la sonde à soi ; une sensation de ressaut indique l'arrivée du bec au-devant du repli. On n'a plus alors qu'à achever l'introduction dans la trompe par une rotation de 90° en dehors et en haut.

Quel que soit le procédé auquel on donne la préférence, il faut, dans la pratique courante, savoir le modifier suivant les cas et par conséquent ne pas s'en tenir exclusivement à lui seul.

Un principe absolu doit présider au cathétérisme : la nécessité de l'exécuter sans douleur. Et pour cela point n'est besoin de cocaïne, savoir cathétériser suffit : ne sait pas cathétériser qui fait souffrir. On pourra cependant, chez les personnes nerveuses ou chez celles qui présentent une hypertrophie un peu marquée du cornet inférieur, faire exceptionnellement appel à l'aide de la cocaïne.

Dans quelques cas de sténose d'une fosse nasale, en suite par exemple d'une énorme déviation de la cloison, le cathétérisme est impossible ou du moins le passage de la sonde serait très douloureux. On passe alors par la fosse nasale opposée. On se sert pour cela d'un cathéter à courbure très accentuée. Après avoir conduit le bec de la sonde jusqu'à la paroi pharyngienne et l'avoir ramené contre la cloison, comme dans le procédé de Frank, on le maintient dans cette position tout en lui imprimant une rotation de 45° en haut dans le sens de la trompe à atteindre. En même temps on porte le pavillon de la sonde du côté de l'aile du nez opposée pour amener le bec dans l'orifice tubaire. On peut également employer dans ce cas le procédé de Kuh. Le cathétérisme par la narine opposée donne toujours de moins bons résultats que le cathétérisme normal. Aussi, lorsqu'on doit le répéter souvent, est-ce une indication suffisante par elle-même de supprimer l'obstacle qui barre la route.

La situation du cathéter en bonne place est indiquée par son immobilisation relative d'avant en arrière par les bourrelets tubaires; elle est prouvée surtout par l'auscultation otoscopique au moment de l'insufflation. La position de l'anneau de la sonde, qui doit se trouver à ce moment dans la direction de l'angle externe de l'œil du côté correspondant, n'est pas une indication de grande valeur; pareille position peut être facilement réalisée avec une fausse position et l'est en fait fréquemment dans la fausse position la plus habituelle, lorsque le bec de la sonde est resté dans la fossette de Rosenmüller.

Le cathéter étant en place, on le maintient immobile avec le pouce et l'index de la main gauche. Saisissant la poire de la main droite, on en introduit le bec dans le pavillon de la sonde et l'on fait les insufflations nécessaires, en général une dizaine. Dans cette manœuvre, on tient la poire à pleine main, comme dans le procédé de Politzer, et l'on a soin, en la pressant, de ne lui imprimer ni mouvement de latéralité, ni mouvement de recul, qui auraient pour effet de déplacer la sonde et de procurer au malade une sensation douloureuse. Après chaque compression, on dégage la poire du cathéter, pour qu'elle se remplisse d'air à l'extérieur et non sur place, où elle pourrait aspirer des mucosités dans la sonde. On peut éviter cette manœuvre en employant une poire à soufflerie comme celle d'un appareil de Richardson; mais c'est au détriment de la force du courant d'air insufflé. Quant aux poires à soupape, elles ont l'inconvénient de se détériorer facilement. La pompe à compression doit être absolument proscrite.

L'insufflation effectuée, on dégage le cathéter de la trompe par une rotation en bas de 135°, et on le retire délicatement, le bec contre le plancher, en ayant soin d'abaisser le pavillon à mesure que l'opération approche de sa fin.

Il ne semble pas utile, comme le conseille Kiesselbach, de recommander ensuite le port pendant quelques heures d'un bouchon d'ouate dans le conduit auditif. Les otites suppurées, que cette pratique a pour but de prévenir, n'ont en effet, dans les conditions ordinaires, aucune raison de se développer après un cathétérisme.

Le cathétérisme, avons-nous dit, ne doit pas être douloureux. Il doit aussi laisser intacte la muqueuse sur laquelle passe le cathéter. Une érosion pourrait provoquer une épistaxis, accident sans danger, mais ennuyeux, surtout s'il existait au préalable une ulcération latente au lieu d'élection, car le malade ne manquera pas de rapporter au cathétérisme ses épistaxis futures. Un accident beaucoup plus sérieux peut être la suite d'érosions : l'air insufflé vient-il à s'infiltrer à travers une solution de continuité de la muqueuse, il en résulte de l'emphysème sous-muqueux ou sous-cutané. L'emphysème sous-muqueux peut rester limité au voile ou à la paroi postérieure du pharynx; il peut aussi envahir le vestibule laryngien et occasionner des accidents d'asphyxie; on a rapporté des cas mortels. Aussi devra-t-on alors se hâter d'ouvrir la muqueuse pharyngienne et épiglottique. L'emphysème sous-cutané peut, de la région parotidienne où il commence, gagner les paupières, le cou, toute la face. Sans gravité aucune d'ordinaire, il disparaît spontanément au bout de deux ou trois jours.... La confiance du malade en son médecin, elle, n'a pas attendu ce temps pour se résorber.

Bien que fait avec la plus grande délicatesse, le cathétérisme provoque toujours l'apparition d'un réflexe, le larmoiement; l'éternuement est moins fréquent, le vomissement très rare. Citons aussi la possibilité d'une syncope ; il existe même des cas où celle-ci fut mortelle. La rupture du tympan ne s'observe qu'avec l'usage de la pompe à compression.

2º **Bougirage**. — Parfois, malgré l'introduction régulière de la sonde dans l'orifice tubaire, l'air insufflé n'arrive pas à la caisse, par suite de la sténose trop absolue du canal de la trompe. Cette alternative est d'ailleurs rare et l'on peut admettre, avec Lannois, qu'elle correspond le plus souvent à une mauvaise exécution du cathétérisme. Le bougirage permet de dilater la trompe et de rendre son trajet perméable à l'air dans les cas exceptionnels où rien ne passe au cathétérisme ; il permet surtout d'agir localement en modifiant l'état des parois par simple dilatation ou en joignant à celle-ci l'action d'une substance médicamenteuse portée par la bougie.

Faut-il ajouter que le bougirage est au moins inutile dans les cas où la trompe est largement perméable? On risque de la sorte, et pour des résultats bien problématiques, de produire de l'irritation et de l'inflammation dans une région où il n'y en a que trop. Aussi croyons-nous mauvaise cette habitude, qui existe dans quelques cliniques de l'étranger et de France, de faire le bougirage indistinctement dans tous les cas où l'on pratique le cathétérisme.

Les bougies que l'on emploie ordinairement sont en celluloïd, en os de poisson, en gomme ou en argent femelle. Aucune de ces substances n'est parfaite. Les bougies en celluloïd sont fragiles ; aussi aura-t-on soin, avant de s'en servir, de vérifier s'il n'existe pas quelque fissure sur l'un de leurs points; la bougie pourrait, en effet, se briser dans la trompe ou dans la caisse. Il en est de même des bougies en os de poisson. Les bougies en gomme ont l'inconvénient de devenir assez rapidement flasques et écailleuses, en particulier sous l'action des substances antiseptiques. L'argent femelle a l'avantage de fournir des bougies stérilisables aisément et incassables, mais avec elles on est, bien plus qu'avec les autres, exposé à blesser la muqueuse. Les bougies en cordes à boyau, en laminaire, en étain, etc., sont abandonnées.

Quelle que soit la substance employée, la bougie revêt la forme d'un fin cylindre de 25 centimètres de long, à extrémité légèrement renflée en olive, et dont le diamètre varie de 1/3 de millimètre à 2 millimètres ; on la stérilise comme les sondes ordinaires en caoutchouc durci.

L'opération du bougirage est des plus simple. On choisit d'abord une sonde, dans laquelle on s'assure que la bougie glisse aisément ; puis, sur celle-ci, on marque d'un trait le point correspondant au moment où son extrémité apparaît au sortir du bec de la sonde. Un deuxième trait inscrit à 3 centimètres et demi du premier indiquera à peu près le moment où la bougie aura franchi le trajet tubaire. Ce chiffre de 3 centimètres et demi représente la longueur des trompes les plus courtes. Ces manœuvres seront avantageusement évitées si l'on emploie, à l'exemple de Moure, des bougies graduées à l'avance par 1/2 centimètre.

Le cathétérisme étant fait, et après qu'on s'est assuré par une insufflation d'air de la bonne position de la sonde, on introduit la bougie dans le pavillon de celle-ci et on la pousse de la main droite jusqu'au premier, puis jusqu'au deuxième point de repère.

Cette deuxième partie de l'opération est naturellement faite avec une grande douceur pour éviter toute éraillure de la muqueuse et une fausse route consécutive. On se gardera naturellement d'enfoncer la bougie trop profondément, car on irait ainsi blesser les parties constituantes de la caisse. L'arrivée de la bougie en bonne place est indiquée par l'immobilisation de la sonde sans qu'on ait besoin de la tenir. Si au contraire la position du cathéter est modifiée, c'est qu'on a fait fausse route. La sensation de piqûre éprouvée par le malade ne sert pas d'indication précise, car il lui est impossible de la localiser exactement.

La bougie est laissée en place de deux à quinze minutes (Lermoyez et Boulay), puis on la retire lentement, et la sonde après elle. On fait ainsi deux à trois séances par semaine.

On évitera, si l'on n'est pas très sûr de n'avoir pas commis d'éraillure, de faire suivre le bougirage d'une insufflation d'air immédiate, de crainte de produire ainsi de l'emphysème sous-muqueux. Il faut savoir, dans le cas où la bougie viendrait à se briser dans le trajet tubaire, que cet accident, fort rare d'ailleurs, n'a jamais eu de suite fâcheuse. Le fragment rompu sort d'ordinaire spontanément au bout de quelques minutes, d'une heure au plus, quand le malade se mouche ou éternue (Lermoyez et Boulay).

Après un premier bougirage, les parois de la trompe reviennent sur elles-mêmes : l'opération a été simplement mécanique. Répétée plus souvent, elle devient modificatrice, agissant par une sorte de massage qui favorise la résorption de l'infiltration des tissus. Le bougirage possède en outre une action dynamogénique réflexe sur les centres auditifs. Cette action, qui s'exercerait, d'après Urbantschitsch, non seulement du côté traité, mais encore de l'autre côté, est ordinairement favorable, mais elle peut se traduire par une diminution passagère de l'acuité auditive et par l'apparition de bourdonnements.

Quelques auteurs ont préconisé le massage vibratoire de la trompe en imprimant à la bougie, à l'aide de la main ou d'un moteur électrique, une série de mouvements pouvant aller jusqu'à 5 ou 600 par minute. Ce procédé thérapeutique est aujourd'hui délaissé.

L'action modificatrice du bougirage peut être augmentée si on lui ajoute celle d'une substance médicamenteuse en trempant au préalable la bougie dans celle-ci.

Les diverses substances employées pour injections intra-tubaires ont été utilisées de cette façon, sans grand succès semble-t-il, car, il ne faut pas se le dissimuler, la plus grande partie du médicament reste dans la sonde que la bougie traverse. L'adrénaline cependant a donné de bons résultats à Delsaux, qui trempe actuellement systématiquement sa bougie dans une solution d'adrénaline dans tous les cas où il pratique le bougirage. La faible quantité de substance qui mouille la bougie suffit à produire une action marquée sur la muqueuse, et tel rétréci de la trompe, chez qui l'air passait d'abord avec difficulté, se voit soulagé après quelques minutes. Delsaux eut même l'occasion d'améliorer ainsi un cas chronique des plus rebelle.

3° **Instillations intratubaires.** — Les instillations intratubaires se pratiquent par l'intermédiaire d'un cathéter. On verse dans le pavillon de celui-ci la substance médicamenteuse et on la pousse dans la trompe par une insufflation de pression très faible ; on peut aussi la laisser simplement s'écouler le long de la sonde en faisant pencher la tête du malade en arrière et du côté de la trompe atteinte. Les astringents, le sulfate de zinc à 1 p. 10 en particulier, sont les substances qui conviennent le mieux (Lermoyez et Boulay). La teinture d'iode, le nitrate d'argent, etc., ont été également employés. L'action des instillations intratubaires n'est d'ailleurs pas assez nette pour qu'on en puisse conseiller l'usage.

III. *Obstruction de l'une des extrémités de la trompe.* — La localisation exclusive de l'obstruction à l'une des extrémités de la trompe est extrêmement rare. Il s'agit du reste presque toujours dans ces cas d'occlusion véritable.

Dans la caisse, l'orifice tubaire peut être obturé par une cicatrice ; c'est le plus souvent une cicatrice adhésive partant du tympan et allant, sous forme de septum membraneux, constituer une cloison de séparation en cul-de-sac entre l'ouverture tympanique de la trompe et la caisse (Politzer). Il en résulte un manque de ventilation de celle-ci, ainsi qu'on s'en rend compte par le cathétérisme ; l'air fait bomber ce septum, mais n'arrive pas dans le méat. Ces cicatrices sont souvent percées en un ou plusieurs points, probablement par suite du choc fréquent produit quand le malade se mouche. On pourrait, par un bougirage poussé plus loin que normalement ou par des douches d'air énergiques, réaliser d'autres perforations, mais on n'a presque jamais dans ces cas à s'inquiéter de rétablir la perméabilité de la trompe. Ces cicatrices coïncident en effet habituellement avec de vastes lésions et destructions du tympan, et la surdité du malade n'est pas d'origine tubaire.

Il en va différemment des *oblitérations de l'orifice pharyngien*, qui suffisent à causer la surdité. Ces oblitérations sont congénitales ou acquises. Congénitales, elles peuvent coexister avec d'autres malformations de l'appareil auditif et de la région naso-pharyngienne. Acquises, elles sont ordinairement d'origine syphilitique ou inflammatoire. Il s'agit en général, dans ce dernier cas, de destruction des pavillons tubaires et de formation d'adhérences anormales à la suite de cautérisations intempestives et aveugles de la région, de blessure des trompes avec un instrument tranchant, avec une curette d'Hartmann mal maniée, par exemple, etc.

Il est impossible d'ordinaire de découvrir l'orifice des trompes ainsi oblitérées ; le traitement consiste à pratiquer une ouverture dans le tympan et à faire ainsi arriver l'air à l'oreille moyenne. Dans un cas d'oblitération de l'orifice pharyngien des trompes, pareille conduite a donné récemment deux beaux succès à Molinié : la surdité, qui était prononcée, disparut ; l'audition s'est maintenue depuis lors, c'est-à-dire depuis deux ans.

3. — SURDITÉ DUE A LA PRÉSENCE D'EXSUDATS DANS LA CAISSE.

Les sécrétions émises par la muqueuse de la caisse sont à l'état normal immédiatement résorbées, et l'on peut considérer l'oreille moyenne comme contenant seulement de l'air. L'absorption physiologique vient-elle à être entravée pour une cause quelconque, il en résulte l'accumulation dans la caisse d'un exsudat séreux, séro-purulent, purulent, hémorragique, etc. La présence de cet exsudat, indépendamment de son action possible sur les parois osseuses elles-mêmes, contribuera à elle seule à produire un degré plus ou moins marqué de surdité. Dans quelques cas, ce symptôme reste cliniquement au second plan : on ne s'inquiète pas de l'exsudat en tant que menaçant les fonctions, mais en tant que dangereux pour le malade. C'est là la conduite que l'on tient en présence d'une otite aiguë catarrhale, d'une otite moyenne purulente aiguë ou chronique. Plus tard, après la disparition des phénomènes aigus de l'otite catarrhale, après l'asséchement de l'otite purulente, on s'occupera de la surdité, si elle persiste. Jusqu'à ce moment le traitement de la maladie causale aura du reste été son meilleur remède. Nous n'avons pas à nous occuper ici de ce traitement.

Il n'en va pas toujours de même. Parfois le malade n'a pas à craindre de complications vitales, mais son audition est compromise. La surdité est le symptôme principal : la thérapeutique en fait son principal objectif. Nous sommes ici sur le terrain de l'otite moyenne exsudative aiguë et surtout chronique. Dans ces affections, la muqueuse de la caisse n'est pas seule en cause ; la trompe participe plus ou moins à son infiltration ; son obstruction aide même à l'hypersécrétion de la muqueuse de la caisse par l'exsudation *ex vacuo* qu'elle produit. Aussi doit-on ici se préoccuper : 1° de soigner la trompe ; 2° d'évacuer le liquide contenu dans la caisse.

1° TRAITEMENT DE L'OBSTRUCTION DE LA TROMPE. — Le traitement de l'obstruction de la trompe s'effectuera de la façon que nous avons dite dans le paragraphe précédent ; nous n'y reviendrons pas ici.

2° ÉVACUATION DE LA CAISSE. — L'évacuation de la caisse sera d'abord tentée par la *douche d'air*. Politzer conseille de la donner en faisant incliner la tête du malade en avant et du côté sain, de façon à rassembler le plus possible de liquide au niveau de l'orifice de la trompe.

En même temps qu'elle agit sur l'état de la trompe, la douche d'air favorise la résorption de l'exsudat : elle supprime l'exsudation *ex vacuo* en ouvrant la trompe ; elle active la circulation au sein de la muqueuse et elle étale mécaniquement le liquide sur celle-ci. Son effet est parfois immédiat; l'audition réapparaît instantanément en même temps que cessent les autres symptômes subjectifs, bourdonnements, etc. Malheureusement cette amélioration ne tient pas toujours bien longtemps, car le liquide se reproduit à chaque instant. Dans les cas favorables, après une douche d'air, d'abord journalière, on voit l'amélioration consécutive persister de plus en plus longtemps; on espace parallèlement le Politzer ou le cathétérisme. On est souvent obligé de continuer les insufflations chaque semaine pendant longtemps.

On a conseillé, comme moyen adjuvant de traitement, l'*instillation* dans le conduit auditif de glycérine phéniquée à 1/20, ou phénosalylée à 1 p. 100. Cette application a surtout l'avantage de préparer le terrain à une paracentèse, en réalisant l'antisepsie du conduit.

Quant à l'*aspiration du liquide par la trompe* dans un cathétérisme à rebours, aspirant au lieu d'être refoulant, et au *massage externe* de Zaufal pratiqué le long du creux parotidien, du bord inférieur de la mâchoire et du bord antérieur du sterno-mastoïdien, c'est-à-dire sur le trajet des lymphatiques émanés de l'oreille, ce sont là pratiques qu'il n'y a aucun inconvénient à laisser de côté.

Le traitement par la douche d'air peut réussir à lui seul contre la surdité de l'otite exsudative aiguë.

Parfois, cependant, il est insuffisant et l'on est obligé d'en arriver à la *paracentèse*. Celle-ci a d'ailleurs l'avantage d'abréger considérablement la durée de l'affection; et vraiment nous ne voyons pas pourquoi on ne la ferait pas de façon précoce, dès qu'on a pu constater qu'une ou deux douches d'air ne procuraient pas d'amélioration durable. Le danger de la transformation de l'otite exsudative en otite purulente peut en effet être évité à coup sûr, si l'on reste aseptique : de son asepsie à lui, le médecin peut et doit être certain ; et comme celle que l'on a à demander au malade consiste exclusivement à ne pas toucher à son oreille, elle n'est pas en somme bien difficile à obtenir. Dans l'otite exsudative chronique, la paracentèse sera faite de façon

systématique, car il est exceptionnel de voir la douche d'air
suffire à la guérison.

La technique de la paracentèse est simple. Cette petite
opération se fait au moyen d'une aiguille lancéolée, montée
sur un manche universel ou faisant corps avec lui. Au préalable, l'aiguille sera placée pendant dix minutes ou, mieux,
conservée constamment dans du chloroforme, qui en assure
l'asepsie sans en altérer le tranchant, avantage que n'aurait
pas le flambage ou la stérilisation à l'étuve. On peut encore
la désinfecter en la plongeant une dizaine de minutes dans de
l'eau bicarbonatée en ébullition. On aura soin, chaque fois
qu'on s'en est servi, de s'assurer de l'état de son tranchant.

La désinfection du pavillon et du conduit sera faite avant
de procéder à la paracentèse ; on donnera pendant dix minutes
un bain d'oreille tiède de sublimé à 1/1000 et l'on séchera
ensuite soigneusement. L'emploi préalable de glycérine phéniquée dispense en partie de ces précautions. Comme
spéculum, il sera bon d'employer un instrument métallique
plus facilement aseptisable, car on peut, au passage, le
toucher avec l'aiguille à paracentèse.

L'anesthésie locale est en général illusoire. Le meilleur
anesthésique est, de l'avis de Lermoyez et Boulay, le mélange
de Bonain :

$$
\left.
\begin{array}{l}
\text{Acide phénique neigeux} \dots\dots\dots \\
\text{Menthol} \dots\dots\dots\dots\dots\dots\dots\dots \\
\text{Chlorhydrate de cocaïne} \dots\dots\dots
\end{array}
\right\} \text{āā 2 grammes.}
$$

Quant à l'anesthésie générale, même chez les nerveux et
les enfants, c'est une pratique absolument disproportionnée
avec l'intervention qu'il s'agit de faire et la douleur d'un
instant qu'elle provoque.

La tête du malade sera maintenue par un aide. On fera
l'incision dans un point déclive, dans le quadrant postéro-
inférieur ou antéro-inférieur (Moure). On pourra ici se dis-
penser de pratiquer une incision aussi étendue que dans le
cas d'otite purulente.

On aura soin, en la faisant, de ne pas pousser trop loin

l'aiguille, de crainte de blesser le promontoire. La blessure de la corde du tympan est rare ; elle se traduit par quelques phénomènes d'hémi-agueusie, une sensation de saveur métallique ou acide essentiellement transitoires. La blessure du golfe de la jugulaire anormalement saillante dans la caisse, grâce à une déhiscence congénitale du plancher, est tout à fait exceptionnelle ; dans les deux cas rapportés, le tamponnement du conduit suffit à arrêter rapidement l'hémorragie (Lermoyez et Boulay).

On fera suivre la paracentèse d'une douche d'air, qui chassera mécaniquement l'exsudat dans le conduit. L'ouverture ainsi pratiquée dans le tympan se ferme normalement très vite. On recommandera au malade de conserver un tampon d'ouate à l'entrée de son conduit auditif et de ne pas toucher à son oreille, d'éviter tout lavage ou toute instillation, car mettre un liquide quelconque au contact d'un tympan paracentésé, fût-ce un antiseptique, c'est produire fatalement une suppuration.

On continuera le traitement par les douches d'air et, dans le cas d'otite exsudative chronique par exemple, on fera, s'il y a lieu, une ou plusieurs autres paracentèses. Dans tous les cas, on aura soin de ne pas continuer indéfiniment le Politzer ou le cathétérisme ; après un traitement d'un mois environ, on mettra le malade au repos pendant un temps égal, pour recommencer ensuite, s'il est besoin, une nouvelle cure.

Dans le cas d'otite exsudative aiguë, la guérison est obtenue bien plus rapidement : on fera néanmoins quelques insufflations d'air dans la suite pour triompher complètement de l'obstruction tubaire et éviter la formation d'adhérences en suite de l'exsudat.

4. — SURDITÉ PAR DÉFAUT DE MOBILITÉ DE L'APPAREIL DE TRANSMISSION.

Une première question se pose, d'où dépendra tout le traitement, lorsqu'on se trouve en présence d'une surdité due à un défaut de mobilité de l'appareil de transmission :

les fenêtres ovale et ronde sont-elles fermées, l'une par l'ankylose de l'étrier, l'autre par l'épaississement de sa membrane? L'épreuve de Gellé, d'un maniement délicat sans doute, mais dont les indications sont si précises, se charge de nous renseigner.

I. *Les fenêtres labyrinthiques sont libres.* — Lorsque l'épreuve de Gellé est positive, les fenêtres labyrinthiques sont libres. On peut alors espérer atteindre la surdité, ou du moins en enrayer la marche et en particulier empêcher l'ankylose de l'étrier. On s'efforce dans ce cas de mobiliser le tympan et la chaîne des osselets. On le fait au moyen de la douche d'air, de l'aspiration du tympan, du massage. L'action médicamenteuse directe sur la caisse, les interventions chirurgicales constituent des procédés thérapeutiques de moindre valeur.

1° **Douche d'air.** — La douche d'air se donne par le procédé de Politzer ou par le cathétérisme. Le médecin emploiera de préférence ce dernier, surtout lorsqu'il existe un certain degré d'obstruction tubaire. Le Politzer sera plutôt le traitement des malades éloignés du médecin, obligés de se soigner eux-mêmes. Quand on le leur conseillera, on aura soin de le leur faire exécuter une première fois devant soi, sans quoi ils courraient grand risque de commettre quelques fautes de technique rendant la manœuvre absolument illusoire. On fera par semaine deux séances d'une dizaine d'insufflations chacune. Si, après quatre ou cinq séances, on n'a obtenu aucun résultat, on cessera ce mode de traitement. Si, au contraire, il s'est produit une amélioration, on continuera le traitement pour l'interrompre vers la cinquième ou sixième semaine ; on le reprendra ensuite, s'il y a lieu, après une période de repos de trois ou quatre semaines. Il y a intérêt en effet à ne pas poursuivre sans interruption les douches d'air, car, après avoir atteint un certain degré, l'amélioration reste stationnaire ; de nouvelles insufflations faites à ce moment peuvent même devenir nuisibles. Il faut éviter également les douches d'air trop fréquentes. C'est une mauvaise pratique, par exemple, de les rendre quotidiennes,

car on détermine ainsi de l'irritation dans l'oreille. Sous
cette influence, on peut voir apparaître une amélioration de
l'audition, mais cette amélioration est essentiellement passagère; elle tombe très rapidement, le lendemain parfois de
la cessation de la série des douches d'air, et le malade n'a
pour résultat final de son traitement que les suites de
l'irritation produite, c'est-à-dire une aggravation de son état.

Enfin, dans quelques cas, les douches d'air sont absolument
contre-indiquées : elles augmentent la surdité soit dès la
première insufflation, soit un peu plus tard. Aussi devra-t-on,
au cours du traitement par les insufflations, noter avec le
plus grand soin la courbe auditive du malade.

2° **Aspiration du tympan.** — L'aspiration du tympan est une
pratique déjà vieille, puisque Cleland la recommandait en 1741.

Arnemann en 1794 écrivait à son tour : « Un chirurgien
qui enfonçait profondément dans le creux de l'oreille le
tuyau d'une pipe, puis portait l'autre bout à la bouche et
aspirait fortement, de façon que les patients ressentaient
par cette aspiration de la douleur dans l'oreille, guérit, au
moyen de cette méthode, quelques personnes sourdes et leur
rendit la faculté d'entendre. »

Pratiquée seule, l'aspiration du tympan peut amener une
notable amélioration de l'audition, mais cette amélioration
est rarement persistante; faite à la suite de la douche d'air,
elle augmente les bons résultats donnés par celle-ci. Politzer
recommande « très chaudement » ce mode de traitement.

Le tuyau de pipe de Arnemann est actuellement remplacé
par un tube de caoutchouc terminé par un embout, que l'on
introduit dans le méat, en ayant soin qu'il l'obture hermé-
tiquement. A ce tube on adapte soit une poire, au préalable
vidée d'air, soit une seringue, au moyen desquelles on fait
l'aspiration. On peut également, et c'est le procédé le plus
simple, quand c'est le malade qui doit lui-même faire son
traitement, substituer la bouche à la poire et à la seringue.
La raréfaction de l'air du conduit est alors obtenue par des
mouvements d'aspiration sur l'extrémité libre du tube. Les
divers masseurs, destinés à produire à la fois la raréfaction

et la condensation de l'air dans le conduit, peuvent également servir pour l'aspiration seule. On n'a qu'à exprimer l'air qu'ils contiennent avant d'en introduire l'embout dans le méat.

Certains appareils même sont munis d'un dispositif spécial permettant de faire la raréfaction sans retirer l'instrument après chaque aspiration.

3° **Massage**. — Le massage est direct ou indirect.

1° Massage direct. — Divers instruments permettent de pratiquer le massage direct; ce sont pour la plupart des modifications de l'appareil le plus communément employé, la sonde de Lucae.

Sonde de Lucae. — Celle-ci est composée d'une tige métallique terminée par une petite cupule et glissant dans un manche creux renfermant un ressort à boudin, contre lequel elle vient appuyer son talon.

La tête du malade étant maintenue par un aide, on applique la cupule de l'instrument sur la courte apophyse du marteau. Pour rendre ce contact plus doux, on a conseillé de garnir d'une petite couche d'ouate le creux de la cupule. Il est préférable, ainsi qu'on l'a recommandé récemment, de tremper avant l'opération l'extrémité de l'instrument dans de la paraffine en fusion. La couche qui y reste adhérente se solidifie très rapidement, dès qu'on a retiré l'instrument, et forme un coussinet régulièrement étalé entre la cupule métallique et la courte apophyse. L'instrument étant en place, on imprime au manche des mouvements de rapide va-et-vient, agissant ainsi directement sur la chaîne des osselets. On fait une ou deux séances par semaine en exécutant, suivant la tolérance du malade, cinq à trente mouvements par séance (Lermoyez et Boulay). Quelques auteurs, Garnault, Lester, Valb entre autres, ont adapté à l'instrument un électromoteur permettant des mouvements beaucoup plus rapides et plus nombreux.

Lucae considère les résultats donnés par le massage direct comme bien plus marqués que ceux du massage indirect. Malheureusement, dans la presque totalité des cas, son exécution est si douloureuse que les malades se refusent absolument à s'y soumettre. Aussi, cette méthode de traitement est-elle à peu près complètement abandonnée.

Tympano-moteur de Bonnier. — L'usage du tympano-moteur de Bonnier est moins pénible. C'est un petit tube mécanique creux, coudé, relié à un tube de caoutchouc, à l'extrémité duquel on fait des aspirations avec la bouche. L'extrémité libre du tube creux est appliquée au niveau de l'umbo ; les aspirations pratiquées à ce moment attirent en dehors le manche du marteau et la chaîne des osselets. L'instrument de Bonnier est surtout employé comme instrument de diagnostic, pour s'assurer de la mobilité de l'appareil de transmission.

2° MASSAGE INDIRECT. — *Massage manuel.* — Le massage indirect ou aérien est souvent pratiqué instinctivement par les malades, qui font ainsi du massage sans le savoir ; et cette pratique est si ancienne qu'elle a fait donner le nom d'*auriculaire* au petit doigt. C'est en effet celui-ci qui est ordinairement chargé de la manœuvre. Introduit dans le méat, qu'il obture, il condense et raréfie alternativement l'air contenu dans le conduit, lorsqu'on lui imprime des mouvements rapides de va-et-vient.

Il va sans dire que le massage instrumental est bien plus efficace et que c'est le seul auquel on aura recours.

Masseur Delstanche. — Les divers masseurs, dont le modèle type est celui de Delstanche plus ou moins modifié, sont composés d'un corps de pompe cylindrique, dans lequel se trouve un piston reposant sur un ressort à boudin, qui le ramène constamment à son point de départ. On gradue à volonté l'étendue de l'excursion du piston au moyen d'une vis d'arrêt mobile, fixée sur la tige. On comprend aisément que l'on peut produire, au moyen du masseur, soit l'aspiration continue, soit la condensation continue, soit les mouvements successifs d'aspiration et de raréfaction constituant le massage. Avec les masseurs ordinaires on obtient de cinquante à cent mouvements par minute. Les séances de massage seront toujours de courte durée ; elles ne dépasseront jamais deux minutes.

L'adaptation à l'appareil pneumatique de Delstanche d'un moteur à main, comme dans le modèle de Wegener, ou à eau, comme dans celui de Ferreri, ou d'un électromoteur, comme dans l'instrument de Breitung, permet d'obtenir des mouvements plus rapides et plus réguliers.

Quel que soit l'instrument employé, on aura soin de toujours commencer avec des pressions faibles, pour se rendre compte de la susceptibilité du malade. On évitera, surtout lorsqu'on opère avec l'électromoteur, les excès de pression qui pourraient produire des troubles subjectifs, même la rupture du tympan. L'emploi d'un manomètre, recommandé par quelques auteurs, et permettant de vérifier à chaque instant la pression, est inutile ; il suffit d'être prudent.

La pratique exclusive de manœuvres d'aspiration ou de condensation est facilitée par l'adjonction à l'appareil d'un tube en Y, renfermant dans chacune de ses deux branches supérieures une soupape se soulevant l'une de dehors en dedans, l'autre de dedans en dehors. On obtient la raréfaction ou la condensation, suivant que l'on met l'une ou l'autre branche en communication avec l'appareil.

4° Action médicamenteuse directe sur la caisse. — De même que l'on graisse les rouages de tout mouvement, qu'il s'agisse d'un délicat mouvement d'horlogerie ou des transmissions d'une machine puissante, de même il était naturel d'essayer d'agir directement sur l'appareil de transmission de l'oreille au moyen de substances médicamenteuses. Peut-être pourrait-on de la sorte ramollir les brides fibreuses, le tissu cicatriciel, et en favoriser la résorption, toutes conditions qui seraient éminemment utiles à la mobilité de la chaîne des osselets et aideraient l'action de la mobilisation mécanique. Les résultats, ainsi que nous allons le voir, ne répondent malheureusement pas à ces espérances. On a employé tour à tour les liquides en instillations et les vapeurs en insufflations.

1° LIQUIDES. — On a injecté dans la caisse toute une série de liquides, mais, ici comme toujours, la première condition est de ne pas nuire ; aussi doit-on, avec Lermoyez et Boulay, proscrire absolument les liquides caustiques dont on ne peut limiter l'action, comme la potasse et la soude en solution concentrée.

La substance qui semble avoir donné les meilleurs résultats est la vaseline liquide stérilisée dans laquelle on incorpore parfois un antiseptique quelconque.

Recommandées par Delstanche, ces injections sont encore employées aujourd'hui par un assez grand nombre d'otologistes. On les pratique à la dose de 2 grammes par injection ; on les poursuit pendant quinze jours à un mois, en les répétant deux fois par semaine et en intercalant dans les jours intermédiaires des séances de douches d'air (Politzer).

Ces instillations ont, dans quelques cas, un effet immédiat des plus favorable sur l'audition, mais cette amélioration est essentiellement passagère. Elle disparaît très rapidement. Elle est due à un certain degré d'inflammation, en suite de laquelle les brides fibreuses existantes et le tissu cicatriciel scléreux sont transitoirement ramollis ; mais, lorsque cette inflammation est éteinte, l'état primitif, physique et fonctionnel, réapparaît. Parfois même la rétraction des anciennes brides est augmentée et de nouvelles adhérences se produisent qui aggravent la surdité. Aussi l'emploi des injections de vaseline est-il abandonné par quantité d'auristes ; dans tous les cas on n'en fera usage qu'avec beaucoup de réserve.

Les instillations de quelques gouttes d'iodure de potassium à 1 p. 30, de bicarbonate ou de borate de soude à 1 p. 20, de chlorhydrate de pilocarpine à 2 p. 100 sont plus rarement employées. Les injections d'iodipine, solution d'iode dans l'huile de sésame à 10 et à 25 p. 100, ont donné à Delsaux de bons résultats dans des cas de catarrhe chronique.

2° VAPEURS. — L'insufflation dans la caisse de substances médicamenteuses sous forme de vapeurs froides ou chaudes a eu autrefois son temps de vogue.

Les vapeurs des substances volatiles à la température ordinaire étaient recueillies dans un appareil à double soufflerie, ou aspirées dans une poire de Politzer et projetées dans l'oreille moyenne par le cathétérisme ou simplement par le procédé de Politzer. Le chlorhydrate d'ammoniaque, l'essence de térébenthine, le chloroforme, l'iodure d'éthyle, l'éther, l'iode, etc., furent tour à tour vantés et abandonnés. L'hydrogène, l'acide carbonique eurent aussi leur moment de célébrité.

Il en fut de même des vaporisations chaudes. Elles se faisaient au moyen d'appareils divers, dont le plus simple et le plus commode était celui de Von Tröltsch. Il se composait d'un flacon en verre à trois tubulures. La tubulure médiane était occupée par un thermomètre permettant de constater la température de la vapeur. Les tubulures latérales servaient l'une d'aboutissant à un insufflateur, l'autre de point de départ à un tube d'échappement de la vapeur, qui permettait de conduire celle-ci jusqu'au cathéter. On mettait dans le flacon, suivant les cas, la substance seule ou en solution aqueuse ; une lampe à alcool permettait d'obtenir facilement la température de vaporisation, de 35° à 45° ordinairement ; l'eau pure, les solutions de menthol, de goudron, etc., étaient les substances le plus souvent employées.

Politzer, désireux de savoir si les vapeurs injectées pénétraient réellement dans l'oreille moyenne en quantité suffisante, fit dans ce but une série de recherches. Il put ainsi constater que les résultats variaient avec les substances utilisées. Pour la vapeur d'eau, il démontra qu'une partie se condense dans le tube d'accès et dans le cathéter, une autre dans la portion la plus étroite de la trompe ; il arrive d'autant moins de vapeur dans la caisse que l'infiltration de la muqueuse tubaire et le rétrécissement du canal qui en résulte sont plus considérables. De ces vapeurs précipitées, une partie seulement est poussée, sous forme de gouttelettes liquides, par le courant d'air jusque dans l'oreille moyenne ; la plus grande partie s'écoule dans le naso-pharynx.

Pour les vapeurs de chlorhydrate d'ammoniaque, le résultat est à peu près identique. Elles se condensent vers la portion la plus étroite de la trompe et une faible quantité seulement parvient à la caisse sous forme gazeuse. Seules les vapeurs subtiles, qui n'ont pas tendance à se condenser, huiles volatiles, éther, chloroforme, par exemple, pénètrent en grande quantité dans l'oreille moyenne.

Ces insufflations peuvent provoquer un processus inflammatoire au niveau de la caisse. De plus, comme le fait remarquer Politzer, pour apprécier l'action des vapeurs et des gaz, il faut se rappeler que leur introduction a toujours lieu sous une certaine pression d'air. L'amélioration de l'ouïe obtenue ne doit donc pas être attribuée à l'action exclusive du médicament, mais en grande partie au courant d'air envoyé dans l'oreille moyenne.

Aussi cette méthode de traitement de la surdité était-elle à peu près complètement abandonnée quand De Lavarenne vint récemment lui donner une nouvelle jeunesse en l'appliquant à l'introduction dans la caisse de *vapeurs sulfureuses naturelles*, en l'espèce de vapeurs d'eau de Luchon contenant une très petite quantité d'hydrogène sulfureux ainsi que de la vapeur de soufre. Lajaunie à Ax, Depierris à Cauterets et plusieurs autres ne tardèrent pas à le suivre dans cette voie.

L'action bienfaisante des vapeurs sulfurées sur le pharynx et le naso-pharynx n'est pas à démontrer, non plus que le développement de la surdité par propagation des inflammations naso-pharyngées á la trompe et à la caisse. L'insufflation de vapeur sulfurée dans celle-ci a donc pour but d'y produire les mêmes effets que sur le naso-pharynx.

De Lavarenne emploie pour conduire la vapeur à l'oreille moyenne le dispositif suivant. Une poire en caoutchouc élastique à soupape, aspirante et foulante, s'emboîte, par un embout d'attache extensible, sur le tuyau qui amène la vapeur. Par pression de la poire, celle-ci est aspirée et refoulée dans une deuxième poire à extensibilité limitée par un filet régulateur ; de là elle passe sous pression dans un tuyau muni d'un embout, que l'on adapte à un cathéter. La durée d'insufflation ne doit pas dépasser trois minutes et l'on ne doit pas faire plus d'une séance par jour. L'intensité de la pression de l'insufflation variera suivant l'état des trompes et suivant l'intensité des réactions fluxionnaires de la muqueuse sous l'influence du traitement. De Lavarenne dit n'avoir jamais constaté d'accidents inflammatoires et fait remarquer à ce propos que ce qu'on insuffle de la sorte ce n'est pas de la vapeur, mais de l'air plus ou moins chargé de soufre à l'état naissant, toujours sec et arrivant à la trompe et dans la caisse à une température de 32° à 34°, l'eau des vapeurs initiales se condensant sur le trajet de tuyauterie de la pompe aspirante et foulante.

La présence d'un élément sulfureux dans les vapeurs à la sortie du cathéter est en effet constante. Depierris, faisant traverser par ces vapeurs une solution d'iodure d'amidon et une solution d'acétate de plomb, a vu la solution bleue d'amidon se décolorer et la solution d'acétate de plomb devenir noire.

Les résultats de cette méthode, au dire de ceux qui l'appliquent, au dire de ceux aussi qui en ont pu constater les effets, sont fort encourageants. « Il ne faudrait pas, dit Lermoyez, considérer comme une fantaisie thermale ce traitement de la surdité. Je suis au contraire persuadé que c'est là une thérapeutique de grand avenir, mais, comme tous les procédés de traitement, celui-ci demande à n'être pas employé empiriquement, sinon il serait voué à un discrédit rapide. Il faut s'attacher à préciser ses indications et ses doses. »

Les doses, nous l'avons dit, doivent être faibles, deux à trois minutes par jour. Trop prolongées et trop répétées, les insufflations de vapeurs sulfureuses deviendraient dangereuses. De Lavarenne cite à ce propos le cas d'un malade chez qui les insufflations de vapeurs sulfureuses avaient produit une amélioration notable de la surdité et des bourdonnements ; ne pouvant prolonger son traitement, il insista pour se faire faire deux insufflations par jour ; il en résulta une aggravation considérable de son état primitif.

Quant aux indications, Lermoyez les a nettement formulées en disant que cette méthode devait être réservée exclusivement aux catarrhes chroniques de l'oreille moyenne, dans lesquels les lésions consistent surtout en une sténose de la trompe par épaississement de sa muqueuse et dans l'infiltration des parois de la caisse avec ramollissement du tympan et relâchement des ligaments des osselets.

Les otites sèches, quelle qu'en soit la forme, restent au-dessus de cette thérapeutique.

Un regain d'actualité a été donné à la méthode des insufflations dans la caisse par les publications de De Lavarenne, et tout récemment Bernoud appelait l'attention sur les cathétérismes *d'air chaud*, préconisés en Amérique par Enslee, Seelye, Oaks, etc., auxquels il joint l'action d'une vapeur médicamenteuse, l'essence de pin sylvestre en particulier. Les insufflations sont faites à l'aide de l'appareil de Becks, composé d'un manchon métallique dans l'intérieur duquel se trouve une lampe électrique de haute tension destinée à chauffer l'air qui passe à sa surface. Ce manchon est relié d'une part à une prise d'électricité et à la source d'air sous pression, d'autre part à la sonde qui conduit l'air à la trompe. La sonde en caoutchouc durci est ici préférable au cathéter métallique qui, trop conducteur de la chaleur, provoquerait des sensations pénibles au niveau de la muqueuse nasale en contact avec lui. Bernoud se sert comme source d'air comprimé d'une simple poire de Politzer de fort volume mue par une pédale. La pression ainsi fournie mesurée au manomètre, après sa sortie de la sonde, est identique à la pression fournie par la poire de Politzer actionnée par la main. Bernoud a obtenu par cette méthode de traitement des résultats encourageants; il la considère comme susceptible d'influencer favorablement les obstructions tubaires et même l'ankylose des osselets lorsqu'elle n'est pas définitive.

5° **Interventions chirurgicales.** — Les divers moyens de mobilisation mécanique de l'appareil de transmission que nous avons passés en revue agissent sur l'ensemble de cet appareil. Parfois les lésions, localisées sur l'un de ses points, empêchent la libre mobilité des autres parties de la chaîne des osselets. C'est ainsi qu'il peut exister :

1º Un pli postérieur tendant de façon anormale le quadrant postéro-supérieur du tympan ;

2º Des synéchies allant du tympan à la paroi labyrinthique ou d'un osselet à un autre osselet ou à une paroi de la caisse ;

3º Une rétraction du tenseur du tympan ;

4º Un épaississement considérable, scléreux ou calcaire de la membrane tympanique ;

5º Une ankylose de l'articulation du marteau et de l'enclume.

Nous ne parlons pas ici des lésions d'ankylose limitées à l'étrier ; nous verrons plus loin ce qu'il en faut penser.

La suppression de ces obstacles à la transmission sonore est-elle obtenue, il semble que l'on puisse compter sur une amélioration notable et persistante. Il n'en est rien malheureusement dans le plus grand nombre des cas, et la plupart des opérations imaginées sont actuellement abandonnées comme inefficaces, ainsi que cela ressort nettement du rapport de Botey sur le traitement chirurgical de la sclérose otique au Congrès de 1900.

La plicotomie ou section du pli postérieur, la synéchotomie, la ténotomie du tenseur du tympan ne donnent comme résultats qu'une amélioration tout à fait passagère, due vraisemblablement à l'ouverture de la membrane tympanique. Cette amélioration disparaît dès que le tympan se referme. Les lésions que l'on a combattues, les synéchies en particulier, se reproduisent rapidement et presque à coup sûr. Aussi ne nous arrêterons-nous pas à ces opérations que l'on ne pratique plus. Lermoyez et Boulay, et avec eux la plupart des auristes, considèrent comme seules interventions à conserver la perforation du tympan et l'ablation du tympan et des gros osselets. Encore n'en obtient-on pas d'ordinaire des résultats bien brillants. On supprime par elles l'écran formé par un tympan trop épais ou trop tendu ainsi que les parties de la chaîne des osselets qui arrêtent les sons au lieu de les transmettre, par suite de l'ankylose de leurs articulations, de leur immobilisation par quelques adhérences.

1° **Perforation du tympan.** — La *perforation* par la simple paracentèse a l'inconvénient de se refermer très vite. On commencera toujours par elle pour s'assurer si la perforation tympanique produit une amélioration et juger par là de l'opportunité d'une intervention plus complète.

Celle-ci sera réalisée par la perforation du tympan au galvanocautère. On appliquera contre la membrane l'extrémité boutonnée d'un cautère, que l'on choisit assez fin pour qu'il puisse rougir instantanément à blanc sous le passage du courant. La cautérisation doit être en effet très courte ; elle est faite en tenant le cautère immobile, de façon à éviter toute blessure d'un organe de la caisse. Après la cautérisation on s'abstiendra de tout lavage, de toute application antiseptique ; on recommandera seulement au malade de garder pour quelques jours un tampon de coton à l'entrée de son conduit auditif. Le difficile sera ensuite d'empêcher cette perforation de se fermer. Les cautérisations de ses bords à l'acide chromique, leur excision, l'introduction même dans la perforation d'un œillet, comme le fait Politzer, ne suffisent pas toujours à en maintenir la béance. Aussi, dit Botey, malgré que l'on obtienne quelquefois une légère amélioration auditive, au bout de deux ans, et en supposant que les brides et diaphragmes aient été détruits, le malade redevient aussi sourd qu'avant l'opération. On est alors amené à une intervention plus radicale : l'ablation du tympan et des gros osselets.

2° **Ablation du tympan et des gros osselets.** — Elle se pratique par le conduit ; elle doit être rigoureusement aseptique, une suppuration ayant pour conséquence la régénération fatale de la membrane sous forme d'une nouvelle membrane qui adhère au promontoire, en même temps qu'il se produit des épaississements, des bandes et rubans circulaires irréguliers, qui englobent à la partie postéro-supérieure de la caisse les branches de l'étrier (Botey).

Une incision circulaire le plus près possible du cadre tympanal est faite avec un bistouri boutonné introduit par

l'orifice d'une paracentèse pratiquée au préalable. Puis, avec
le même bistouri, on sectionne de bas en haut les ligaments
reliant la courte apophyse aux angles de l'incisure de Rivi-
nus. Reste à détacher le tendon du tenseur du tympan. On
emploie à cet effet le ténotome de Sexton ou de Schwartze,
avec lequel on agit de haut en bas, ou celui de Hartmann,
qui se manie de bas en haut. Dans le premier cas on porte
l'instrument le plus haut possible dans l'attique, la lame
tenue verticale, derrière le marteau et au-dessus du niveau
de la courte apophyse. Un mouvement de 90° de haut en bas
et d'arrière en avant, en rasant la tête du marteau, produit
alors la section du tenseur, qui est indiquée par un petit
bruit de craquement, en même temps que la main de l'opérateur sent la cessation de la résistance.

Le ténotome d'Hartmann est introduit derrière le manche
et remonté jusqu'au contact du tendon; un mouvement de
levier de l'instrument de bas en haut, effectué en abaissant
la main, détermine la section.

Dès lors le marteau flotte dans la caisse. On extrait alors
la membrane tympanique isolément ou avec l'osselet. Celui-
ci est saisi au niveau de son col avec une pince de Sexton,
puis conduit jusqu'au dehors par des mouvements de latéralité et de circumduction qui ont pour but de le libérer des
attaches qui peuvent le retenir encore.

L'extraction de l'enclume est faite au moyen du crochet de
Ludwig. Souvent d'ailleurs cet osselet a été plus ou moins
désinséré par les manœuvres précédentes. Le crochet de
Ludwig est introduit dans l'attique, verticalement dirigé, de
façon que sa cuillère vienne s'appliquer par sa conca-
vité contre la face articulaire de l'enclume. Une rotation de
90° de haut en bas et d'avant en arrière place alors la cuillère horizontalement au-dessus du corps de l'osselet. Un
mouvement de levier agissant de haut en bas sur l'enclume
détermine sa désinsertion. On n'a plus qu'à l'extraire en la
saisissant avec une pince.

Quand les osselets ont été enlevés, on rugine le cadre d'insertion de la membrane tympanique au bistouri ou à la curette.

Les résultats immédiats de cette opération sont, dit Botey, médiocres ou insignifiants. Les résultats éloignés sont à peu près négatifs; ils peuvent même avoir pour conséquence une aggravation considérable de la surdité.

3° MOBILISATION PROFONDE DE L'ÉTRIER. — Quant à la *mobilisation profonde de l'étrier*, c'est une intervention complètement inutile. Comme le dit Moure, « dans les mouvements qui consistent à faire sauter le marteau et l'enclume, il n'est pas douteux que l'on mobilise assez fortement l'étrier pour permettre d'améliorer l'ouïe du malade ». Mais, après cette mobilisation indirecte, le ravivement de l'hyperplasie conjonctive aggraverait la situation (Botey).

L'extraction de l'étrier, malgré les grandes espérances conçues à son égard, est une mauvaise opération.

4° ÉVIDEMENT PÉTRO-MASTOÏDIEN. — Enfin Malherbe vint, qui proposa (1897) une intervention plus complète encore, ou du moins plus considérable, l'*évidement pétro-mastoïdien*. Trépanant la mastoïde au niveau de l'antre, il agrandissait l'aditus, introduisait par ce canal des crochets, des rugines tranchantes, de fines curettes, qui lui permettaient d'explorer la caisse et de détruire les adhérences qui pouvaient s'y trouver. Dans certains cas, il établissait une communication entre ces cavités tympano-mastoïdiennes et l'air extérieur au moyen d'un tube en U. A diverses reprises, et en particulier aux Congrès de Londres et de Paris, Malherbe se félicita des résultats donnés par sa méthode, dont les suites éloignées étaient, disait-il, « aussi bonnes que les résultats immédiats, tant au point de vue de l'amélioration obtenue dans l'audition qu'au point de vue de la cessation des bruits subjectifs ». Tel ne fut pas, au Congrès de Paris, l'avis des autres otologistes, dont quelques-uns d'ailleurs avaient eu l'occasion de voir des malades opérés par Malherbe. L'évidement pétro-mastoïdien ne résista pas à leurs appréciations et Laurens put enregistrer en un article (1) *ne varietur* l'envolée de cette espérance

(1) *Presse médicale*, 20 avril 1901.

d'un jour, « le traitement chirurgical de choix de l'otite moyenne chronique sèche ».

Quant au traitement médical, c'est le plus souvent, au point de vue de la surdité, un simple traitement de consolation. Nous en reparlerons au chapitre suivant.

II. *L'étrier est ankylosé dans sa fenêtre.* — Lorsque l'épreuve de Gellé est négative et traduit l'ankylose de l'étrier dans sa fenêtre, peut-on espérer triompher de cet état et rendre à l'osselet sa mobilité? Supposons l'effort thérapeutique le plus considérable qu'on puisse réaliser, la mobilisation et l'essai d'extraction de l'étrier.

Préconisées par Kessel à la suite d'expériences sur le pigeon, ces opérations ont été essayées par divers auteurs.

Politzer, expérimentant sur le cadavre, est arrivé aux conclusions suivantes : « Sur un grand nombre d'oreilles normales, dit-il, où la membrane, le marteau et l'enclume avaient été enlevés et le tendon du stapédius coupé, je n'ai réussi, en prenant toutes les précautions, à extraire l'étrier que sur un tiers à peine des préparations; dans les deux autres tiers, les branches de l'étrier se brisaient sans que sa base fût enlevée de la fenêtre ovale. Les essais furent complètement sans résultat sur cinq préparations où il y avait ankylose de l'étrier. Sur trois d'entre elles, il y avait ankylose des branches; dans les deux autres, ankylose de la base elle-même. Dans les tentatives, faites avec le plus de soin possible, de séparer les parties adhérentes des branches de l'étrier de la paroi de la niche, les branches se rompirent, et, là où il y avait ankylose de la base elle-même, il y eut également rupture des deux branches, malgré le peu de force employée pour tenter l'extraction ». Ces expériences sont d'autant plus concluantes que, faites sur le cadavre, elles bénéficiaient d'une facilité d'exécution évidemment plus grande que chez le vivant. Leur traduction clinique se résume donc en ces deux propositions : 1° l'extraction complète de l'étrier est impossible en cas d'ankylose ; 2° quand on parvient à extraire l'osselet, c'est qu'il n'est pas ankylosé ;

c'est par conséquent qu'on a fait une erreur de diagnostic et que l'opération était inutile.

Il va sans dire que si des essais directs d'extraction ne parviennent pas à rompre l'ankylose de l'étrier, ce ne seront pas des douches d'air, des massages, des insufflations de vapeurs, etc., qui pourront en venir à bout.

Quand donc un étrier est ankylosé dans sa fenêtre, il l'est définitivement et cet état est actuellement au-dessus de nos ressources thérapeutiques.

Il n'y a plus dès lors à compter, comme audition par transmission aérienne, que sur la fenêtre ronde si le processus qui a ankylosé l'étrier ne l'a pas atteinte, elle aussi. On sait en effet que les excursions de la membrane de la fenêtre ronde et de l'étrier se balancent l'une l'autre : quand l'étrier s'enfonce, la membrane de la fenêtre ronde bombe au contraire dans la cavité tympanique. Qu'advient-il des mouvements vibratoires transmis jusqu'à l'une des fenêtres lorsque l'autre est obstruée? Quel est le sort des ondes sonores arrivant à la membrane de la fenêtre ronde dans le cas d'ankylose de l'étrier? Il est bien difficile de le dire. La ponction de la fenêtre ronde, en tout cas, tentée par Botey, ne donne pas de meilleurs résultats que l'extraction de l'étrier.

On peut d'ailleurs considérer cliniquement que les deux fenêtres sont prises simultanément et l'épreuve de Gellé négative, qui traduit cette obstruction des deux fenêtres, indique en même temps une surdité incurable. Le malade du reste n'est pas toujours absolument sourd pour cela, car il a encore à la disposition de son audition la conduction osseuse.

L'ankylose de l'étrier est le signe de l'association des oreilles moyenne et interne dans un même processus morbide, la sclérose. Cette affection, en effet, qui a pour siège la capsule osseuse du labyrinthe (Politzer), est tantôt primitive et tantôt secondaire à des lésions scléreuses de l'oreille moyenne. Dans le premier cas, le labyrinthe est frappé d'emblée au même titre que les cordons postérieurs dans le tabes, suivant la comparaison de Laurens. Le processus scléreux gagne ensuite la platine de l'étrier qu'il immobilise dans sa fenêtre. Dans la sclérose secondaire, au contraire, l'oreille moyenne est touchée la première et, avant d'arriver progressivement au labyrinthe, le processus s'est manifesté, déjà souvent depuis longtemps, par les troubles résultant des obstacles qu'il apporte au bon fonctionnement de la chaîne des osselets. Nous avons passé en revue les moyens d'améliorer la surdité due à un défaut de fonctionnement de cette chaîne, lorsque l'étrier est encore mobile; nous avons dit l'inutilité de toute thérapeutique pour améliorer la mobilité de l'appareil de transmission lorsque cet osselet est ankylosé; nous verrons au chapitre suivant ce qu'il reste à faire lorsque, avec cette ankylose, il existe de la sclérose du labyrinthe.

IV. — SURDITÉ PAR LÉSIONS DE L'OREILLE INTERNE

La réaction pathologique de l'oreille interne se traduit par la triade symptomatique : vertiges, bruits subjectifs, surdité.

L'apparition de ces symptômes ou de l'un quelconque d'entre eux ne signifie pas forcément qu'il existe une lésion dans l'oreille interne, alors même que c'est en elle qu'ils prennent naissance. En effet, sous l'influence d'une augmentation de la pression intralabyrinthique, à la suite de troubles circulatoires, on peut voir apparaître des phénomènes labyrinthiques : un bouchon de cérumen, un lavage de l'oreille trop violent, une obstruction de la trompe, l'anémie ou l'hyperémie du labyrinthe, etc., peuvent les produire. Dans ces cas, qui constituent le *labyrinthisme*, les vertiges, les bruits subjectifs dominent la scène; la surdité, quand elle existe, est à l'arrière-plan. Un malade, présentant du labyrinthisme, ne vient pas chez le médecin parce qu'il est sourd : il y vient parce que ses oreilles bourdonnent, parce que la tête lui tourne. Le traitement de ces symptômes, transitoires d'ailleurs, entraînera la guérison de la surdité qui les accompagne ; nous n'avons pas à l'envisager ici. Disons seulement que la répétition des crises de labyrinthisme conduit à des troubles permanents du labyrinthe.

La surdité due à des lésions de l'oreille interne est causée ordinairement :

Soit par une hémorragie ou une hydropisie du labyrinthe : son apparition est alors brusque ;

Soit par la sclérose labyrinthique : son développement est généralement lent et progressif.

1. *Hémorragie et hydropisie du labyrinthe.* — Nous n'avons pas à passer ici en revue les diverses affections susceptibles de causer soit de l'hémorragie, soit de l'hydropisie du labyrinthe. Cliniquement, en présence d'une surdité due à une lésion de l'oreille interne, en dehors des cas de sclérose, on se trouvera en face des trois alternatives suivantes :

1° La surdité est consécutive à un traumatisme ;

2° Le malade est syphilitique, par acquisition ou par hérédité ;

3° La surdité n'est pas consécutive à un traumatisme, le malade n'est pas syphilitique ; la surdité est apparue sans cause connue ou à la suite d'une affection générale, diabète, néphrite, variole, oreillons, etc.

1° **La surdité est consécutive à un traumatisme.** — On peut distinguer deux variétés de traumatismes du labyrinthe : la commotion et les plaies.

A. Commotion. — La surdité déterminée par la commotion sera, suivant l'intensité de celle-ci, tantôt passagère, tantôt tenace et même incurable. Avec Lermoyez et Boulay, on parcourra successivement les étapes suivantes. Le premier soin consistera à isoler le malade de tout bruit extérieur, à le mettre au repos au lit.

Si, après vingt-quatre ou trente-six heures, une amélioration notable ne s'est pas produite, on fera de la révulsion au niveau de l'apophyse mastoïde, on y appliquera des sangsues; on fera de la dérivation par des purgatifs, par des bains de pieds sinapisés.

Au bout de trois ou quatre jours, si la surdité et les autres symptômes subjectifs subsistent, on agira sur le nerf auditif, suivant la méthode de Schwartze, par la strychnine. On aura recours de préférence aux injections sous-cutanées suivant la formule :

> Nitrate de strychnine............ 0gr,20
> Eau distillée stérilisée............ 10 grammes.

Deux à six gouttes (c'est-à-dire 2 à 6 milligrammes de substance active) par jour pendant douze jours, en injections sous la peau de la nuque ou de la région temporale.

Si à ce moment l'audition s'est améliorée, on continuera les injections, sinon on cessera tout traitement : la surdité est incurable.

B. Plaies. — Les troubles fonctionnels sont ici au second plan : l'important est d'abord d'éviter au malade toute complication inflammatoire, toute propagation du côté des méninges et du cerveau. Nous n'avons pas à nous occuper ici de ce traitement aseptique de la plaie, non plus que des indications d'extraction des projectiles dans les cas de blessures par armes à feu. Plus tard, lorsque la plaie sera guérie, s'il existe de la surdité, on la traitera comme la surdité labyrinthique ordinaire.

2° **Le malade est syphilitique.** — La localisation labyrinthique de la syphilis acquise se rencontre surtout à la période tertiaire ou à la période secondo-tertiaire. Il est exceptionnel de l'observer d'une façon plus précoce : on cite à ce sujet les cas de Charazac et de Politzer où les phénomènes labyrinthiques étaient apparus quelques jours après le chancre. Les lésions produites sont ordinairement des lésions vasculaires ; on rencontre aussi de la périostite et des exostoses. La surdité occasionnée est parfois progressive et son évolution lente; mais le plus habituellement, au contraire, son début est brusque, même apoplectiforme. La surdité syphilitique est ordinairement bilatérale; les deux oreilles sont prises simultanément ou l'une à la suite de l'autre.

Le traitement sera précoce; on y aura recours dès qu'on pourra soupçonner la syphilis chez le malade. On agira énergiquement par le traitement mixte institué à haute dose. En même temps, on isolera le malade dans le silence le plus complet. Contrairement à ce qui se passe pour la plupart des manifestations tertiaires de la syphilis, il faut savoir ici que presque toujours le traitement spécifique demeurera sans effet. Il suffit néanmoins que l'on ait constaté, comme on l'a fait, des cas de guérison ou d'amélioration sensible pour que l'indication de son emploi reste absolue. Mais, en raison de son inefficacité habituelle, et de la possibilité de l'augmentation des lésions pendant son application, il est sage d'adopter la pratique des auristes et d'instituer, en même temps que le traitement antisyphilitique, le traitement par la pilocarpine, qui est, ainsi que nous allons le voir, le traitement de choix des labyrinthites ordinaires. On aura de la sorte fait d'emblée le plus grand effort thérapeutique ; on n'aura par conséquent rien à regretter lorsque cet effort, comme c'est le cas ordinaire, restera sans effet.

L'hérédo-syphilis est une ennemie grave de l'oreille ; c'est un facteur important dans la production de la surdi-mutité, ainsi que Lannois et moi avons pu le constater, à la suite de plusieurs auteurs, dans l'étude que nous avons faite de l'étiologie de la surdi-mutité. Elle agit de façon précoce ou tardive. Lorsque la surdité labyrinthique par hérédo-syphilis est développée, on appliquera le même traitement que dans la surdité par syphilis acquise; mais il est tout à fait exceptionnel d'en obtenir un résultat favorable. Aussi, en présence de toute manifestation de syphilis héréditaire, doit-on se souvenir du danger que court l'oreille et trouver là une nouvelle et impérieuse raison de prescrire de façon rigoureuse le traitement préventif habituel.

3° **La surdité n'est pas consécutive à un traumatisme, le malade n'est pas syphilitique.** — La conduite à tenir variera suivant que l'on se trouvera en présence d'un accès aigu de labyrinthite ou au contraire d'une période subaiguë ou chronique de la maladie.

Au cours de l'accès aigu, il y a peu à faire en effet contre la surdité, qui reste d'ailleurs masquée par les vertiges et les bruits subjectifs. On se contentera de mettre le malade au repos et au silence. On pourra faire de la révulsion locale et de la dérivation intestinale, comme dans le cas de traumatisme, si l'on soupçonne une hémorragie labyrinthique. On donnera de la lithine, des alcalins, du colchique, si l'on a affaire à un goutteux.

En dehors de l'accès, à la période subaiguë, c'est-à-dire au plus tôt trois semaines à un mois après lui, *ou dans les cas chroniques*, le traitement de choix est le traitement par la pilocarpine, recommandé par Politzer et la plupart des otologistes. Cette substance favorise la résorption de l'exsudat contenu dans le labyrinthe par suite soit de la sudation intense qu'elle occasionne, soit de la leucocytose abondante qu'elle provoque dans tout l'organisme. On peut l'administrer par voie buccale à la dose de $0^{gr},02$ par jour, mais son action est ainsi bien moindre qu'en injections sous-cutanées. Aussi emploie-t-on toujours ces dernières, sauf dans les cas où le malade, trop affaibli, ayant un cœur ou des poumons ne fonctionnant pas bien, ne pourrait supporter la réaction générale énergique qui suit les injections.

Les injections sous-cutanées de pilocarpine déterminent, cinq à dix minutes après l'injection, une réaction sécrétoire souvent très marquée se traduisant surtout par de la salivation et de la sudation; il est bon de maintenir le malade au lit roulé dans une couverture de laine, pendant la durée de cette réaction. Les injections provoquent également parfois des nausées assez vives: on les fera donc quand le malade est à jeun, ou trois ou quatre heures après son repas.

Les injections sont pratiquées suivant la technique habituelle des injections sous-cutanées. Les doses à injecter varient avec l'âge. On emploiera la solution suivante, recommandée par Lermoyez et Boulay:

Chlorhydrate de pilocarpine ...... 0^{gr},20
Eau distillée stérilisée............ 10 grammes.

dont une goutte correspond à 1 milligramme de substance active. On ne dépassera jamais 1 centigramme et demi à 2 centigrammes, soit 15 à 20 gouttes de la solution. Ordinairement on s'en tient à 8 ou 10 gouttes. Lors même de la première injection, il ne faut injecter que 4 gouttes pour vérifier la susceptibilité du malade ; si aucune sudation n'apparaît, on porte la dose progressivement à 6, 8, 10 gouttes aux séances suivantes. Lorsque la réaction sécrétoire est terminée, le malade sera séché rapidement, pour éviter qu'il ne se refroidisse ; il pourra ensuite se lever et vivre comme à l'ordinaire.

On fera 12 injections dans une période variant de 12 à 24 jours. Si, à ce moment, le traitement n'a produit aucun effet, c'est qu'il n'en produira jamais. On suspendra donc toute médication : la surdité est incurable. Si une amélioration s'est manifestée, on continuera le traitement jusqu'à 30 injections ; on l'interrompra alors pour le reprendre plus tard s'il y a lieu, après une période de repos laissée au malade.

Chez l'enfant de deux à douze ans, on injectera des doses variant de 2 à 5 gouttes.

Dans quelques cas, surtout si l'on a forcé la dose, ou si le malade est particulièrement susceptible, on peut voir se produire à la suite des injections de pilocarpine, en même temps que la réaction sudorale, des phénomènes d'intoxication consistant en vomissements, diarrhées, lipothymies, douleurs du côté du foie, troubles de la vue, etc. ; on les combattra par l'injection sous-cutanée de 8 à 10 gouttes d'une solution à 1 p. 1000 de sulfate d'atropine.

Les bons effets des injections de pilocarpine sont loin d'être constants : leur existence a cependant été constatée assez souvent pour faire de ce procédé de traitement une méthode recommandable. Il faut savoir néanmoins que les échecs ou les améliorations passagères sont plus fréquents que les guérisons ou les améliorations durables. Disons aussi que la surdité bénéficie d'ordinaire bien moins que les vertiges et les bruits subjectifs des injections de pilocarpine.

Les bains ordinaires chauds et les bains d'air chaud, essayés pour remplacer la pilocarpine dans la production de la réaction sécrétoire, n'ont pas donné de résultats appréciables.

II. *Sclérose labyrinthique.* — La sclérose, nous l'avons vu, est rarement localisée seulement au labyrinthe, sauf naturellement tout à fait au début d'une sclérose labyrinthique primitive. Nous avons étudié dans le chapitre précédent les moyens de combattre la sclérose de l'oreille moyenne et nous avons dit à quel moment on devait se retirer de la lutte, obligé de s'avouer impuissant lorsque le processus avait atteint les fenêtres labyrinthiques. La mobilisation mécanique de la chaîne des osselets est inutile en effet, puisque l'ankylose de l'étrier est incurable et s'oppose à toute transmission aérienne des ondes sonores. Dans certains cas même, elle peut devenir nuisible, en déterminant un certain degré d'inflammation et en donnant ainsi une poussée à l'évolution de la sclérose. C'est surtout dans les cas de sclérose labyrinthique primitive qu'il faut s'abstenir de tout traitement intempestif. Lermoyez en particulier considère comme des *noli me tangere* les scléroses juvéniles et les scléroses congestives avec hyperhémie du promontoire.

Nous ne passerons pas en revue la série indéfinie des méthodes thérapeutiques qui ont été préconisées contre la sclérose : les méthodes passent, la sclérose demeure.

Nous citerons cependant le traitement de la surdité par l'électricité, par la médication thyroïdienne, la ponction lombaire et l'iodure de potassium.

La constatation de l'insuffisance de cette thérapeutique nous conduira tout naturellement à l'étude des derniers palliatifs de la surdité, les appareils destinés à améliorer l'audition et les méthodes de rééducation auditive.

I. Traitement médical proprement dit. — 1° **Électricité.** — L'électricité a été employée dans le traitement de la surdité tant pour exciter le nerf auditif que pour agir sur les anky loses de la chaîne des osselets et les épaississements du tympan. C'est généralement au courant continu que l'on s'est adressé. On sait, depuis Brenner (1863), que l'acoustique est justiciable de la même formule de réaction électrique que les autres nerfs.

Si l'on applique le pôle négatif au tragus et le pôle positif sur le cou ou la nuque, la fermeture du courant produit une sensation sonore; celle-ci diminue d'intensité et disparaît pendant le passage du courant; à l'ouverture, il ne se produit rien. Si l'ordre des pôles est interverti, il n'existe aucune sensation auditive à la fermeture du courant et pendant son passage; l'ouverture est accompagnée d'un son de faible intensité, plus aigu que celui de la fermeture du pôle négatif.

Pour obtenir la réaction galvanique du nerf auditif, on peut employer trois dispositifs :

1° Dans la méthode interne, le conduit auditif externe est rempli d'une solution faible de sel de cuisine, dans laquelle trempe l'électrode auriculaire ;

2° Dans la méthode externe, l'électrode auriculaire mouillée est placée sur le lobule ou à l'entrée du conduit ;

3° On peut enfin faire la galvanisation au moyen d'une sonde électrique introduite dans la trompe.

La méthode externe est de beaucoup la meilleure ; c'est celle que l'on utilise habituellement. Le son obtenu peut être de tonalités très diverses : bourdonnement, son de cloche, sifflement, son de tambour, etc. Ajoutons enfin que la réaction, lorsqu'elle se produit, peut s'écarter fréquemment de la formule typique de Brenner et qu'elle est parfois paradoxale, le nerf auditif réagissant du côté non électrisé. Le courant galvanique détermine de plus très souvent des phénomènes susceptibles de masquer plus ou moins la réaction : douleurs, accès de toux, sensations d'éclairs, contractures musculaires dans le domaine du facial, salivation, sensations gustatives anormales, vertiges, etc.

On ne dépasse pas d'ordinaire 3 à 6 milliampères dans la galvanisation de l'auditif. Pour éviter les chocs voltaïques, on aura soin d'augmenter et de diminuer progressivement l'intensité du courant.

L'électricité faradique est rarement employée; l'application de l'électrode active se fait de la même façon qu'avec le courant continu; l'électrode indifférente sera placée du côté du corps correspondant à l'oreille électrisée.

L'électricité, tant galvanique que faradique, ne semble pas avoir donné de résultats dans le traitement de la surdité, sauf toutefois lorsqu'il y a un élément hystérique en jeu. L'électricité est alors un excellent moyen de guérison.

2° **Traitement thyroïdien.** — Le traitement thyroïdien a été expérimenté par de nombreux auteurs, parmi lesquels Vulpius, Alt, Brühl, Eitelberg, Bruck (1899). Sa valeur nous est donnée exactement par les conclusions de ce dernier auteur : il constate que, dans aucun des 40 cas qu'il a soignés ainsi, le traitement thyroïdien ne fut de quelque utilité lorsque les autres méthodes de traitement étaient restées sans résultat.

3° **Ponction lombaire.** — La ponction lombaire a été préconisée récemment par Babinski dans le traitement des troubles ayant pour siège le labyrinthe. « La rachicentèse, dit cet auteur, exerce sur le vertige auriculaire une influence remarquable; ordinairement elle l'atténue ou le fait disparaître. Elle peut agir aussi d'une manière favorable sur les autres troubles auriculaires, les bourdonnements et la surdité. Mais là son champ d'action est moins étendu. » Au point de vue de la surdité, le seul qui nous intéresse ici, sur 100 cas Babinski obtint 13 fois une amélioration manifeste. Dans 3 cas même, le résultat fut remarquable : une femme complètement sourde d'une oreille depuis six ans récupéra la voix chuchotée à 2 mètres; un homme presque complètement sourd depuis vingt ans devint capable d'entendre ce que l'on disait si on parlait, près de lui, distinctement et à haute voix; un homme de trente-cinq ans, sourd-muet depuis l'âge de deux ans, absolument sourd d'un côté et presque totalement sourd de l'autre, entendit après trois ponctions la voix haute à 20 centimètres du côté qui semblait tout à fait annihilé. Sans doute ce sont là des faits; mais parallèlement plusieurs observateurs, Lannois entre autres, sur un assez grand nombre de ponctions lombaires, n'ont obtenu que des améliorations transitoires, aucun résultat durable; et vraiment cette constatation s'accorde si bien avec le fait de la reproduction constante du liquide céphalo-rachidien qu'il est inutile, croyons-nous, d'espérer que la ponction lombaire n'ira pas s'ajouter aux méthodes qui l'ont précédée et auxquelles la surdité a survécu.

4° **Iodure de potassium.** — Pour masquer l'inertie forcée à laquelle on est condamné, on se souviendra que l'*iodure de potassium* est un médicament résolutif : on le prescrira, sans grand espoir de succès, à la dose de 50 centigrammes par jour, par périodes de trois semaines à un mois, interrompues d'égales périodes de repos.

Puis, allant au fond même de l'étiologie, on recherchera l'influence sur le développement de la surdité du tempérament du malade, de ce qui constituait autrefois les diathèses, des maladies générales aiguës ou chroniques qu'il a eues, des intoxications auxquelles il a pu être exposé, etc. On instituera alors le traitement causal, mais le plus souvent on arrivera trop tard contre des lésions trop bien organisées. Le traitement général étiologique est en effet essentiellement un traitement prophylactique; nous en reparlerons plus loin.

II. Traitement palliatif. — Lorsque, dans les surdités dues à des lésions de l'oreille moyenne ou de l'oreille interne, tout espoir de modification de l'état physique est interdit, il ne s'ensuit pas forcément qu'il faille renoncer du même coup à toute modification de l'état fonctionnel. L'emploi de divers appareils, la rééducation auditive sont susceptibles parfois de procurer au malade une amélioration sensible.

1° **Appareils.** — On n'a ici que l'embarras du choix, sinon devant la valeur, du moins devant le nombre des instruments annoncés comme capables de guérir la surdité; et l'on doit, avec Szènes, protester contre la publicité accordée aux appareils et instruments mis en circulation uniquement pour exploiter la naïveté du public. Comme le dit Laurens, il existe toute une série de « pratiques para-otologiques, dont le résultat n'a d'autre but que de vider la caisse des malades sans la remplir de son ». En fait, les appareils utiles pour améliorer l'audition ne sont pas nombreux; ils procèdent tous du cornet acoustique et celui-ci procède du geste instinctif que fait le sourd en ramassant son pavillon avec le creux de la main pour concentrer, suivant l'expression de Laurens, les ondes sonores et les fils de la conversation.

Le cornet acoustique a pour but de recueillir et de renforcer les sons dans une partie évasée et de les conduire, par un tube plus ou moins long, jusqu'à l'oreille. C'est dire l'inutilité de tous les appareils, dont la portion destinée à recueillir les sons ne serait pas assez volumineuse pour permettre un renforcement efficace. Tous les mignons instruments, tubes sonifères, conques artificielles, etc., qui se glissent dans le conduit offrent évidemment l'avantage de n'être pas encombrants et de se dissimuler aisément; mais les services qu'ils peuvent rendre au malade se dissimulent plus encore.

Deux appareils surtout méritent d'être employés : le cornet acoustique et le tube acoustique.

Cornet acoustique. — Il sert pour l'audition à distance. Il se compose d'une embouchure conique ou parabolique, évasée, se continuant par un tube dont le malade place l'extrémité à l'entrée de son conduit auditif. L'embouchure se trouve dirigée horizontalement, prête à recueillir les vibrations sonores. Pour produire un renforcement plus considérable, tout en conservant à l'instrument des dimensions le rendant commode, on divise d'ordinaire le cornet en plusieurs segments s'emboîtant l'un dans l'autre et s'allongeant ensuite à la manière d'une lunette d'approche. On peut avoir ainsi des cornets à un, deux, trois segments ; le modèle le plus courant est celui à un segment. Les cornets acoustiques sont en ébonite, en corne, en carton-pâte. On en fait aussi en bois, en cuir souple ou rigide, en ivoire, en métal, etc. Les cornets métalliques ont une résonance beaucoup plus forte et un timbre désagréable ; on leur préférera les modèles en ébonite qui donnent des sons bien plus nets et fatiguent moins le nerf auditif. Chez les vieux sourds toutefois, chez qui les cornets à faible résonance sont devenus sans effet, les cornets métalliques trouvent leur indication. Les cornets acoustiques permettent à un malade de surdité moyenne de suivre plus facilement une conversation, d'entendre un discours, un sermon, etc. Il faudra cependant se garder d'en conseiller trop tôt l'emploi, car les services qu'ils rendent conduisent fatalement le malade à s'en servir couramment et cet usage diminue la sensibilité du nerf auditif par suite de l'excès d'intensité des vibrations qui lui sont transmises.

Tube acoustique. — Il sert pour l'audition de près. Il se compose d'un entonnoir conique en ébonite ou en corne, dans l'embouchure duquel parle la personne qui veut converser avec le malade. A cet entonnoir est adapté un tube cylindrique de 75 centimètres à 1 mètre de long environ, formé de caoutchouc ou de tissu fin, autour duquel est enroulée une spirale de fil de fer, et terminé par un embout en ébonite ou en celluloïd, que le sourd se place dans le méat auditif. Le tube acoustique donne aux ondes sonores un renforcement plus considérable que le cornet ; il a donc, plus encore que celui-ci, l'inconvénient de fatiguer à la longue le nerf acoustique. De plus, le souffle de la personne qui parle arrive jusqu'à l'oreille du malade et produit une sensation désagréable. Le timbre de la voix est toujours un peu modifié. Comme le cornet, et plus encore que lui, le tube acoustique sera réservé aux surdités irréductibles et avancées. L'un et l'autre appareil rendent alors de réels services.

Enfin des cornets acoustiques, disposés sur des cannes ou des parapluies, sur des éventails, forment, pour les gens qui veulent dissimuler leur surdité tout en augmentant leur audition, au théâtre, par exemple, des appareils moins disgracieux et moins révélateurs que les cornets ordinaires ; leur action est aussi moins efficace.

Audiphone. — Les instruments destinés à augmenter la

transmission ostéo-tympanique ne sont pas d'un grand secours pour la surdité. L'audiphone constitue le type de cette sorte d'appareils; il se compose d'une plaque flexible d'ébonite ou de carton-pâte, que des fils tendent plus ou moins et qui repose sur un manche. On dirige la face convexe vers la source sonore et l'on applique le bord libre de la plaque sur les incisives supérieures. Avec l'audiphone, on entre dans l'innombrable série des appareils à laisser soigneusement dormir dans les vitrines de leurs fabricants. En effet, le son d'un diapason placé sur les dents est certainement très bien perçu; mais il en va tout autrement, même chez un individu à audition normale, pour la transmission de la parole. Quant au dentaphone, au phonifère, etc., leur véritable place serait dans les boîtes de physique amusante.

Appareil de Politzer. — L'appareil de Politzer, consistant en un tube de caoutchouc durci ou de verre, coudé à angle droit, en forme de pavillon de cor de chasse, et que l'on place dans le conduit auditif, l'ouverture dirigée vers la conque, améliore théoriquement à la fois la transmission aérienne et la transmission osseuse. Il détermine la réflexion dans le conduit d'une plus grande quantité d'ondes sonores. Pratiquement il est de peu d'utilité.

2° **Rééducation auditive.** — 1° *Exercices acoustiques.* — L'influence des excitations sonores fortes, répétées ou prolongées sur l'audition des sourds est un fait d'expérience journalière. La paracousie de Willis, cette propriété des sourds, et des sourds incurables, de mieux entendre au milieu du bruit, en est une première preuve; de même cette amélioration progressive de l'audition se produisant chez des individus durs d'oreille au cours d'une soirée à l'Opéra. Il s'agit là d'une augmentation de l'excitabilité des centres acoustiques, qui deviennent ainsi plus sensibles à l'action des ondes sonores transmises. En même temps l'appareil transmetteur lui-même bénéficie aussi un peu des excitations qu'il reçoit et qui exercent sa mobilité, à la condition toutefois que cette mobilité existe.

Là ne s'arrête pas l'influence des excitations sonores sur l'appareil de l'ouïe. Les sourds sont des taciturnes, des solitaires. A force de ne rien faire, le nerf auditif s'habitue à cette inactivité et tombe dans une sorte de torpeur, qui augmente la surdité. Urbantschitsch rapporte à ce sujet un fait très probant. Une de ses malades voyait toujours sa surdité augmenter considérablement dans le silence du séjour d'été, si bien que, lorsqu'elle rentrait à Vienne, en automne, elle était obligée de faire de grands efforts pour pouvoir reprendre ses relations mondaines ; grâce à la vie sociale plus active qu'elle menait alors, il s'ensuivait chaque année régulièrement une amélioration progressive de la surdité jusqu'à un certain degré, stationnaire depuis plusieurs années.

Il sera donc utile de faire travailler l'oreille des sourds ; mais ce dont il faudra se garder, c'est d'espérer et surtout de promettre la guérison par ce moyen. Il est bien évident en effet que ce n'est pas par des excitations sonores qu'on arrivera par exemple à rompre une ankylose de l'étrier dans la fenêtre ovale, ou à faire disparaître des lésions de l'oreille interne. Or, il faut bien le reconnaître, les surdités qui restent actuellement au-dessus de nos ressources thérapeutiques sont précisément celles qui se trouvent sous la dépendance de pareilles lésions. Dans les autres cas, dans les surdités actuellement curables, le traitement habituel agira certainement mieux que ne pourraient le faire les exercices acoustiques. Il n'entre du reste dans l'esprit de personne de vouloir essayer cette substitution. Sans doute, aux yeux de certains, c'est toujours un signe de faiblesse que d'avouer son impuissance ; peut-être ce travers vaut-il mieux cependant que celui qui consiste à s'illusionner en illusionnant les autres.

Pour n'avoir pas d'action curatrice, les exercices acoustiques n'en ont pas moins, nous l'avons vu, une action réelle. Ils empêchent surtout le malade de se murer dans sa surdité ; ils le forcent à se servir de ce qui lui reste d'audition ; ils ne lui rendent pas ce qu'il a perdu, ils lui permettent d'avoir conscience de tout ce qu'il possède encore et de se servir de ce tout sans en rien laisser d'inactif. Et c'est assez pour empêcher de les considérer comme un procédé thérapeutique négligeable.

Les exercices acoustiques peuvent être faits avec différentes sources sonores. Le procédé le plus simple de les utiliser consiste à recommander au malade de rechercher autant que possible les excitations auditives, alors même qu'il ne les perçoit pas assez pour en tirer profit ou satisfaction. La fréquentation des concerts, du théâtre, la lecture à haute voix, les rapports sociaux, deviennent ainsi de véritables pratiques thérapeutiques. A côté de ces pratiques générales figurent diverses méthodes employant une source sonore déterminée et nécessitant une technique spéciale.

A. *Parole.* — On sait les heureux résultats obtenus parfois chez les sourds-muets par les exercices acoustiques méthodiques, au moyen de la parole. Urbantschitsch, qui est l'apôtre fervent de la méthode, considère également son emploi journalier comme très important dans le traitement de la surdité. Les exercices seront les mêmes que pour les sourds-muets ; ils seront beaucoup moins pénibles que chez ces derniers, puisqu'ils s'adresseront à une oreille sachant la valeur des sons. On parlera directement vers l'oreille à exercer, de façon que le malade ne puisse entendre avec les yeux, en lisant sur les lèvres de celui qui l'exerce.

Les exercices commenceront par l'audition différentielle des voyelles, puis on passera à celle des mots, des phrases. Pour agir favorablement sur l'acuité auditive, l'intensité de l'action sonore doit être telle que l'audition exige un certain degré d'attention (Urbantschitsch). Une excitation trop violente risquerait en effet de déterminer un épuisement de l'acoustique et de causer une véritable irritation du nerf. La simple répétition même, sans élévation de la voix, est parfois suivie d'une amélioration. C'est ainsi qu'un malade d'Urbantschitsch, dur d'oreille, qui faisait des exercices en déclamant lui-même à haute voix, n'entendait au début, disait-il, qu'un bruit confus ; au bout d'une minute il percevait quelques lettres, puis des syllabes, des mots, et ce n'était qu'après plusieurs minutes qu'il distinguait des phrases entières.

Commençant par la voix haute, on s'efforcera d'arriver progressivement à la voix moyenne et à la voix chuchotée.

On variera également la distance à laquelle on parle. Un mot est-il convenablement perçu, on le répétera à voix plus faible, à distance plus grande.

Contrairement à ce qui se produit pour les sourds-muets, la lenteur n'est pas une condition de meilleure audition ; les mots ou les phrases sont plus facilement compris dans la surdité acquise lorsqu'ils sont prononcés rapidement. Il n'y a pas lieu du reste de s'étonner de cette différence. Le sourd-muet, en effet, ramène tout, au début du moins, à l'audition des lettres isolées ; c'est là son point de comparaison. L'individu dur d'oreille rapproche instinctivement ce qu'il entend des sensations auditives qu'il a eues antérieurement ; aussi une phrase, prononcée à la vitesse habituelle aux conversations, aura-t-elle plus de chance de réveiller chez lui une reconstitution auditive.

La pratique des exercices acoustiques demande une réelle surveillance, car leur abus pourrait, au lieu d'exciter, épuiser le nerf auditif, réalisant, dit Urbantschitsch, un état analogue à l'asthénie nerveuse. La fatigue du nerf est annoncée souvent par une sensation de confusion dans l'audition ; on doit alors suspendre tout exercice ; sinon l'audition deviendrait fausse, puis diminuerait rapidement. S'il est au théâtre, le malade cessera d'essayer d'entendre pour ne s'intéresser qu'à l'action. Le moment où peut se produire l'épuisement de l'acoustique est très variable ; ce sera tantôt après un exercice plus long qu'à l'ordinaire, tantôt même dès les premières minutes de l'exercice. L'épuisement de l'acoustique peut suivre les exercices faits avec la parole ; il sera plus aisé encore lorsque la source sonore sera un ins-trument, comme dans les méthodes suivantes.

Aussi devra-t-on, dans tous les cas, se souvenir de la possi-bilité de cette éventualité.

B. *Instruments de musique.* — Les divers instruments de musique, en particulier l'harmonica d'Urbantschitsch, peuvent servir à faire des exercices acoustiques méthodiques. Il y a même parfois avantage à combiner les divers procédés d'excitation du nerf, une source sonore n'ayant aucune influence, alors que l'autre au contraire aura une action.

C. *Vibrations sonores.* — Le principe de cette méthode consiste à mesurer d'abord exactement l'acuité auditive du malade, à se rendre compte des lacunes que présente son champ auditif et à essayer ensuite de les combler en faisant la rééducation physiologique de l'oreille. Deux procédés principaux sont actuellement préconisés pour y parvenir. Dans l'un on emploie une sirène spéciale, dans l'autre on se sert des diapasons.

La sirène de Marage, que nous n'avons pas à décrire ici, permet de pratiquer un massage vibratoire en transmettant à l'oreille les vibrations fondamentales des voyelles, et cela par l'intermédiaire d'une membrane qui n'introduit ni ne supprime aucun harmonique. Ce traitement, au dire de son auteur, serait susceptible d'arrêter l'évolution de l'otite scléreuse, affirmation qui nous paraît singulièrement osée.

Natier recommande, pour les exercices acoustiques, l'emploi des diapasons. « Les échecs, dit-il, sont possibles. Ils varient de fréquence suivant les cas et aussi d'après les circonstances. Mais les résultats favorables sont assez nombreux et suffisamment prononcés pour légitimer les tentatives thérapeutiques. »

Pour apprécier comme il convient l'action des exercices acoustiques sur l'évolution de la surdité, il ne faut pas oublier que l'otite scléreuse n'est pas forcément régulièrement progressive. On constate journellement en clinique des haltes parfois très longues dans sa marche, et cela sous l'influence, ou plutôt avec la coïncidence, de n'importe quelle médication ou tout à fait spontanément. Aussi, lorsqu'au cours d'un traitement on se trouve en présence d'un arrêt dans la progression d'une surdité, ne doit-on pas trop se hâter de conclure de *post hoc* à *propter hoc*. On n'oubliera pas non plus de rechercher avec soin si le malade est tout à fait exempt d'hystérie ; c'est en effet à la névrose que, pour être juste, il faudrait bien souvent rapporter les beaux succès dont on glorifie tel ou tel procédé thérapeutique.

2° *Exercices de lecture sur les lèvres.* — D'instinct beaucoup de sourds s'efforcent d'apprendre à lire sur les lèvres des personnes de leur entourage, comme le font les sourds-muets. C'est là un exercice qu'on ne saurait trop leur recommander, et leur recommander de façon précoce. Ils se créeront ainsi un sens supplémentaire, qui s'ajoutera à ce qui leur reste d'audition et leur rendra d'inappréciables services. On conseillera donc à tout scléreux de ne pas attendre de ne plus entendre pour se mettre à l'œuvre. Il apprendra, au contraire, d'autant plus vite qu'il lui restera suffisamment d'audition pour correspondre aisément avec celui qui s'instituera son professeur. On l'engagera à consacrer chaque jour un certain temps à cette étude. Quelques leçons auprès d'un professeur de sourds-muets seront très utiles au début, pour bien faire comprendre au malade le mécanisme de la prononciation des lettres, des syllabes. Plus tard, ce sera à lui de s'efforcer de développer ces premières acquisitions en demandant aux personnes de son entourage immédiat de se prêter à ces exercices de lecture sur les lèvres. Il évitera ainsi finalement le silence de la surdité et pourra rester malgré elle un être sociable. Sans doute cette thérapeutique n'est pas aussi élégante que celle qui espère beaucoup des exercices acoustiques ; elle est, semble-t-il, plus conforme à ce que nous apprennent l'anatomie pathologique et aussi la clinique, partant plus proche de la vérité.

V. — SURDITÉS CENTRALES

Ce serait s'arrêter trop tôt évidemment dans l'examen d'une surdité que d'en rechercher seulement la cause dans l'appareil auditif périphérique. Les voies acoustiques peuvent être frappées en effet sur tout leur trajet central, de l'oreille interne à l'aire corticale de l'audition. Nous n'avons pas à envisager ici ces diverses surdités à un autre point de vue que le point de vue thérapeutique. Aussi les diviserons-nous simplement en deux classes, suivant qu'il existe ou non des lésions.

1°. — IL EXISTE DES LÉSIONS.

La localisation sur les voies acoustiques des diverses *lésions cérébrales*, hémorragie, ramollissement, périencéphalite chronique, méningite, tumeurs, etc., n'entraîne pour leur traitement aucune indication spéciale. C'est dire que le plus souvent l'évolution des surdités centrales sera alors laissée aux soins de la nature médicatrice, et l'on sait qu'en fait de lésions centrales la nature n'abuse pas de sa puissance curatrice. Du reste, le labyrinthe est parfois pris en même temps que les tronçons nerveux. C'est ainsi que, dans la méningite cérébro-spinale constituant la maladie de Voltolini, l'infection méningée gagne le labyrinthe le long de la gaine du nerf acoustique.

Dans les cas de surdité développée au cours des affections para-syphilitiques, tabes, paralysie générale, on pourra, sans espoir d'ailleurs, instituer le traitement spécifique.

Il ne faut pas, lorsqu'on est en présence d'un sourd porteur d'une lésion cérébrale quelconque, trop se hâter de conclure à une surdité centrale. La surdité n'est souvent qu'une pure coïncidence. Dans le tabes, par exemple, c'est ce qui a lieu le plus souvent, ainsi que l'a constaté Lucae.

Collet à son tour a fait la même observation et nous-même, qui, pendant de longs mois, avons cherché, avec notre maître Lannois, les cas de surdité vraiment tabétique, en sommes encore à rencontrer cet infiniment rare. Le traitement se fera alors sans tenir compte de la lésion centrale coexistante.

2°. — IL N'EXISTE PAS DE LÉSIONS.

Les surdités centrales dans lesquelles il n'existe pas de lésions sont bien plus intéressantes, on le comprend, au point de vue thérapeutique. On en compte plusieurs variétés.

Surdité hystérique. — La plus remarquable est la *surdité hystérique*. La plupart des hystériques, ainsi que nous l'avons montré nettement dans notre travail sur l'oreille et l'hystérie (1), présentent de l'hypoesthésie acoustique; mais ce symptôme ne s'impose pas, il demande à être cherché. La surdité hystérique au contraire apparaît avec toute la netteté d'une surdité ordinaire; le plus souvent même elle est absolue ou presque; elle est uni- ou bilatérale. Ce genre de surdité comporte un pronostic très favorable, mais la guérison s'obtiendra d'autant plus aisément qu'on agira plus tôt après son développement. La suggestion fournira un procédé de guérison infaillible; chacun l'emploiera à son gré et suivant les circonstances. L'électricité galvanique constitue en particulier un excellent moyen de suggestion. Nous avons eu l'occasion de l'employer dans un cas de surdité hystérique unilatérale datant de cinq ans. Après avoir affirmé à la malade que nous allions la débarrasser par l'électricité de sa surdité, qui était absolue, nous lui appliquâmes l'électrode positive sur la nuque et l'électrode négative à l'entrée du conduit auditif externe. A 3 milliampères elle perçut un petit claquement; elle eut en même temps un vertige assez intense. Cette application fut renouvelée deux ou trois fois par semaine et son action aidée de suggestion verbale. Le résultat fut le suivant : le quatrième

(1) CHAVANNE, *Oreille et hystérie*, Paris, 1901.

CHAVANNE. — Trait. de la surdité. 6

jour du traitement, la malade entendit les cris; le septième, la voix haute ; le onzième, la voix ordinaire ; le quatorzième, les mots chuchotés ; le dix-huitième, la conversation chuchotée ; dès lors l'audition se maintint.

Surdité neurasthénique. — La *surdité purement neurasthénique* est extrêmement rare. Il peut se faire cependant que des troubles vaso-moteurs affectent l'ensemble de l'oreille interne et qu'à leur suite la surdité s'établisse peu à peu (Suñé y Molist). Le plus habituellement la surdité des neurasthéniques, quand elle existe, est une coïncidence. En tout cas, le traitement de la neurasthénie s'impose en même temps que celui de la surdité.

A côté de ces deux sortes de surdités, et puisant une partie de leurs éléments à l'une ou l'autre de ces deux sources étiologiques, se trouvent des surdités existant du fait d'une lésion organique de l'oreille, mais renforcées plus ou moins par un élément psychique surajouté. A l'oreille comme sur tout autre organe, les lésions jouent un rôle d'appel important pour la localisation de l'hystérie : l'intensité de la surdité existante se trouve ainsi plus ou moins augmentée. Il en est de même pour la neurasthénie : les malades, qui font de la neurasthénie à l'occasion de leur oreille, arrivent, comme le disent Boulay et Le Marc'-Hadour, à avoir une véritable aboulie auditive, de tous points comparable à l'aboulie ordinaire.

Parfois même, indépendamment de toute trace d'hystérie ou de neurasthénie, par simple *inattention*, certains malades laissent peu à peu reculer les limites de leur conscience auditive. Le plus souvent il s'agit d'une inattention de parti pris. En vertu de ce principe qu'ils sont sourds, les malades ne font plus l'effort nécessaire pour percevoir les sons ou les bruits qui avoisinent la limite de leur perception auditive ; une partie de celle-ci passe ainsi peu à peu dans le domaine de l'inconscient. L'attention de pareils sourds vient-elle à être réveillée par un procédé quelconque, ils regagneront en audition toute la partie de leur surdité qui était purement psychique. C'est ainsi qu'agissent, comme le font très justement remarquer Boulay et Le Marc'Hadour, les divers traitements proposés dans ces dernières années pour rééduquer l'audition : l'amélioration est limitée par la lésion elle-même. Cet élément psychique surajouté existe dans la plupart des cas de sclérose, et c'est là précisément ce qui autorise, à un degré modéré, l'emploi du cathéter, du massage, etc., alors même que les lésions de l'oreille sont incurables.

Parfois ces phénomènes de distraction centrale existent, en dehors de toute trace d'hystérie, avec un appareil auditif absolument normal. Bonnier a publié trois cas de surdité de cet ordre, liée à des perversions ou à des arrêts de développement ou d'évolution de l'appareil génital. Il s'agissait d'une véritable absence progressive et variable de l'audition consciente que l'on mettait en évidence en captant l'attentivité du malade. A côté de ces observations de Bonnier, peuvent se ranger les cas de cette surdité dont Bisson a mis en scène un exemple remarquable dans son étincelant vaudeville, *la Famille Pontbiquet*. M. Pontbiquet était atteint d'une surdité passagère presque absolue à la suite de chacune de ses intimités conjugales, et certain jour Mme Pontbiquet put diagnostiquer d'une façon ferme, grâce à ce symptôme, un faux pas de monsieur son mari. Pareils faits, bien que très rares, ne sont pas le produit d'une féconde imagination de vaudevilliste. Lannois a eu l'occasion d'observer chez un jeune homme une surdité de tous points semblable. Quelques cathétérismes, agissant peut-être simplement à titre suggestif, firent disparaître cette fâcheuse infirmité.

Surdités réflexes. — Citons enfin les *surdités réflexes*, dues à la présence de vers intestinaux. Brown-Séquard les attribue à une inhibition véritable ; mais les travaux de Chanson nous autorisent à réserver à l'intoxication un rôle dans la réalisation du phénomène. Dans quelques cas aussi, l'hystérie latente prête son concours aux lombrics et aux ascarides, témoin le fait rapporté par Itard, d'après Giraudy, d'une fillette de douze ans qui « devint successivement folle, aveugle, sourde, muette », et que les anthelminthiques guérirent de chacune de ces attaques.

VI. — PROPHYLAXIE ET HYGIÈNE

On n'a pas épuisé contre la surdité toutes les ressources thérapeutiques lorsqu'on s'est efforcé de combattre localement les lésions qui la provoquent. Il reste, ici comme toujours, le traitement étiologique. Avec la surdité cependant le vieil adage « *sublata causa, tollitur effectus* » est bien souvent en défaut : l'effet ne peut être supprimé que s'il n'a pas lui-même engendré des effets indélébiles. Quand des lésions naso-pharyngiennes existant depuis dix ou quinze ans auront de toutes pièces créé progressivement, à la suite d'étapes dans la trompe, dans la caisse, une sclérose incurable, leur traitement, leur guérison même ne pourront rien contre l'œuvre du passé. Le traitement étiologique de la surdité devra être précoce et se confondre avec les mesures prophylactiques ; il constituera l'hygiène conservatrice de l'oreille.

Le développement de la surdité est sous la dépendance tantôt d'une cause locale, tantôt d'une cause générale, celle-ci agissant d'ailleurs sur l'oreille soit directement, soit par l'intermédiaire d'une affection juxta-auriculaire qu'elle détermine.

1º *Surdités de cause locale.*— Elles sont d'origine mécanique ou inflammatoire.

Surdités mécaniques. —Les surdités *mécaniques* proviennent d'obstacles ou de troubles apportés au fonctionnement normal de l'appareil auditif du côté du conduit auditif externe ou du côté de la trompe.

Le *bouchon de cérumen* est la cause la plus fréquente des premières. C'est un accident ou une maladie. Un accident chez les gens qui ne se nettoient pas ou chez ceux qui se nettoient mal les oreilles. Dans le cas des premiers, il n'y a rien à faire : l'horreur de l'eau est un sentiment qui existe ; il y aura toujours des sourds de ce seul fait. Les autres sont au contraire bien souvent des minutieux de la propreté ; consciencieusement chaque matin ils poussent au fond de leur conduit la sécrétion cérumineuse de la veille, au moyen de la petite éponge classique ou d'un tortillon de serviette trop volumineux. Ils nettoient, certes, mais à la manière d'une femme de chambre qui balayerait un vestibule en repoussant la poussière dans l'un des coins. A ceux-ci il suffira d'apprendre à balayer ; on leur conseillera d'introduire le long de la paroi supérieure du conduit une allumette ou un cure-oreille en ivoire recouvert d'un morceau de linge fin imbibé d'eau de Cologne, et de le retirer ensuite en appuyant sur la paroi inférieure ; ils ramèneront ainsi à l'extérieur les sécrétions du conduit. Dans quelques cas, le cérumen est une maladie, si l'on peut ici employer un pareil mot. Certaines personnes ont une véritable hypersécrétion cérumineuse qui détermine chez elles la constitution fréquente d'un bouchon, en dépit des soins hygiéniques les plus réguliers. Parfois une exagération de la courbure normale de la paroi inférieure ou un certain degré d'étroitesse du conduit facilitent encore la formation du bouchon. Un lavage de l'oreille tous les mois ou tous les deux mois, suivant les cas, supprimera les ennuis de cette particularité.

La prophylaxie des *corps étrangers* sera surtout affaire d'éducation : les parents et les instituteurs devront faire comprendre aux enfants que l'oreille n'est pas un réceptacle pour les divers objets que leur fantaisie pourrait leur commander d'y retirer. Les médecins se souviendront que le corps étranger n'est rien par lui-même, que son extraction est en général facile et que le danger ne commence qu'avec les manœuvres intempestives d'extraction. Les parents ne se contenteront pas de faire à leurs enfants de sages remontrances ; ils se rappelleront que l'exemple est toujours la meilleure des leçons et ils éviteront de s'introduire dans l'oreille toute la série des remèdes de commères contre les maux de dents, depuis la gousse d'ail et le morceau d'oignon jusqu'au baume tranquille. Ils éviteront aussi de pousser trop avant dans leur conduit, où ils l'oublieront, le petit tampon de coton si disgracieux toujours, si inutile habituellement, qu'un grand nombre de gens s'acharnent à porter au méat auditif. Un tympan intact n'a pas besoin de cet écran d'ouate, sauf naturellement quand des conditions spéciales en font un protecteur réel contre le froid extérieur, les poussières, etc. Un tampon de coton non hydrophile, ou imbibé d'huile aseptique, placé dans le conduit auditif pendant les bains de mer ou de rivière, sera une bonne précaution contre l'eau et les corps étrangers qui y pourraient entrer.

Le *traitement régulier des otites externes*, en particulier de l'eczéma du conduit, empêchera les rétrécissements de se produire.

A côté de ces surdités mécaniques peuvent se placer les surdités accidentelles résultant d'un *traumatisme*. Sans doute, point n'est besoin de recommander d'éviter les grands traumatismes susceptibles de déterminer une surdité labyrinthique : on ne commande pas à la fatalité. Il n'en est pas de même de ceux qui se traduisent par une rupture du tympan, premier stade souvent d'une suppuration de la caisse. Il s'agit alors soit d'une condensation, soit d'une raréfaction de l'air du conduit. Les gifles dans le premier cas, les baisers donnés sur l'oreille dans le second sont les causes habituelles de ces accidents : pour le plus grand bien de l'oreille, on supprimera les habitudes brutales, on localisera autre part les manifestations amoureuses. Les plus grandes précautions seront de mise dans les professions qui entraînent des compressions et des décompressions brusques, pour les ouvriers travaillant dans des cloches à plongeur, par exemple ; pour la même raison, les alpinistes, les aéronautes devront avoir aussi quelque souci de leurs oreilles. Les médecins, nous l'avons dit, repousseront, pour donner la douche d'air, l'usage des pompes à compression, qui pourraient occasionner des ruptures du tympan.

Les *bruits violents ou continus*, auxquels sont exposés constamment les ouvriers de certaines professions, peuvent être funestes à l'audition, amener un épuisement du nerf auditif et parfois même des lésions définitives du labyrinthe. La prophylaxie est ici malaisée, car, si son métier prend à l'ouvrier un peu de son audition, il lui donne du pain et les conditions sociales l'obligent bien souvent à sacrifier l'une à l'autre. L'action des bruits violents mais continus, comme le bruit du canon pour les artilleurs, sera réduite au minimum, si l'on prend la précaution de se placer de façon que l'ébranlement aérien ne se transmette pas perpendiculairement au tympan. On recommande aussi d'ordinaire dans ce cas de fermer la bouche pour empêcher la pénétration des ondes sonores par la trompe. Les tout jeunes enfants sont parfois, de la part de leur nourrice, victimes d'excitations auditives violentes, qui, dans l'esprit de celleci, sont destinées à calmer leurs cris. Ces pratiques peuvent avoir sur un organe encore très fragile une influence des plus fâcheuse ; elles seront soigneusement réprimées.

L'obstruction mécanique de la trompe est une cause fréquente de surdité par la suppression, qu'elle provoque, de la pression compensatrice agissant à la face interne du tympan. C'est le plus ordinairement de végétations adénoïdes qu'il s'agit; les troubles auditifs priment alors parfois les troubles dus à l'obstruction nasale et c'est bien souvent pour un début de surdité que l'on amène au médecin un jeune adénoïdien. Les queues de cornet, les tumeurs du naso-pharynx, quelquefois même des tumeurs du nez assez volumineuses pour parvenir jusqu'à l'orifice tubaire sont également des causes de surdité. Dans tous ces cas, en particulier dans celui de végétations adénoïdes, l'ablation de ces agents d'obstruction s'impose; elle doit être précoce. Peu à peu en effet l'oreille s'habitue à ne pas entendre et voit ainsi son activité passer plus ou moins dans le domaine de l'inconscient; de plus la présence de ces diverses tumeurs, en même temps qu'elle détermine de la surdité mécanique, provoque de l'obstruction nasale ; et celle-ci ne va pas sans un certain degré d'inflammation du nez et du naso-pharynx. L'obstruction inflammatoire de la trompe s'ajoute bientôt à son obstruction mécanique ; puis l'inflammation gagne la caisse ; il s'y développe des otites catarrhales, adhésives, même purulentes, car le nez est riche en microbes. Progressivement se constituent ces états chroniques si rebelles dans lesquels nez, naso-pharynx, pharynx, trompe, caisse sont perpétuellement en poussées congestives ou inflammatoires : tout cela se solde par de la surdité. Aussi, en présence d'un enfant adénoïdien, ne devra-t-on pas remettre à plus tard le curetage de son naso-pharynx ; on repoussera cette pratique, encore assez répandue chez un certain nombre de médecins généraux, qui consiste à attendre que l'enfant ait six ou sept ans pour le faire opérer. Les végétations doivent s'enlever dès qu'elles signalent leur présence par des troubles d'obstruction nasale ou par des troubles auditifs ; sans doute, si l'on attend, on trouvera toujours les végétations, mais on trouvera en même temps les lésions qu'elles auront provoquées, et celles-ci, le curetage du naso-pharynx ne les fera pas disparaître. Quand l'orifice tubaire aura été débarrassé chirurgicalement de ce qui l'obturait, on s'assurera qu'il n'existe pas simultanément un peu d'obstruction inflammatoire de la trompe ; on traiterait alors cette dernière par les moyens que nous avons indiqués. Dans le cas de végétations adénoïdes, on fera suivre en général l'ablation de quelques séances de Politzer, pratiquées deux fois par semaine ; on les commencera quinze jours à trois semaines après l'intervention, lorsque la plaie opératoire est guérie.

Surdités inflammatoires. — L'*inflammation* est à l'origine de la plupart des surdités de cause locale. Il est relativement rare qu'elle vienne du conduit auditif externe, par exemple à la suite d'un eczéma, d'un furoncle, d'un traumatisme ayant entraîné une rupture du tympan. Dans ce dernier cas, la conduite que l'on tiendra après l'accident aura une grande importance sur l'évolution ultérieure de la lésion. Celle-ci en effet a une tendance naturelle à la guérison : le tympan se cicatrise de lui-même et naturellement, si sa rupture ne s'accompagne pas de suppuration. Aussi, à l'exception des cas où la rupture aura été immédiatement suivie d'infection de la caisse et où il s'agira d'une véritable plaie, devra-t-on s'abstenir de toute intervention inopportune : le seul traitement consistera à se garder de rien mettre au contact de la membrane ; on se contentera de placer au méat un petit tampon de coton stérilisé.

Le plus habituellement l'infection est ascendante : c'est par la trompe que l'inflammation arrive à la caisse où elle évolue ensuite pour son propre compte. La bouche, le pharynx, et surtout le naso-pharynx et le nez sont les véritables lieux d'origine. C'est donc sur ce terrain que devront porter les soins prophylactiques et, comme le dit Politzer, si l'on en était réduit à ne traiter qu'un organe, mieux vaudrait souvent soigner le nez seul que seule l'oreille. Il devra être maintenu perméable et exempt de toute inflammation ou suppuration.

Le traitement des états aigus et chroniques des cavités juxta-tubaires sera donc le véritable traitement prophylactique de la surdité. Nous ne pouvons naturellement pas passer en revue toute cette thérapeutique ; nous nous bornerons à rappeler quelques principes hygiéniques fondamentaux destinés à rendre, en dehors de tout état morbide, le voisinage des cavités nasale, naso-pharyngée et buccale inoffensif pour l'oreille.

L'hygiène buccale se confond avec celle des dents : celles-ci seront soignées dès qu'il y aura lieu. En temps ordinaire, elles seront brossées matin et soir avec une poudre ou un savon dentifrice, par exemple avec la poudre suivante :

Carbonate de chaux...........	}	ãã 7 grammes.
— de magnésie........	}	
Salol		1 gramme.
Essence de menthe............		X gouttes.

Les personnes qui portent un dentier devront l'enlever pendant la nuit et le tenir d'une propreté minutieuse.

Le nez sera maintenu libre : l'obstruction nasale est une ennemie mortelle de l'oreille. Dans le cas d'obstruction passagère, comme celle due à un coryza aigu, on se gardera de cette pratique, encore très répandue, qui consiste à faire des lavages : on porte ainsi mécaniquement l'infection à la trompe et l'otite aiguë est si fréquemment le résultat de cette thérapeutique que Lermoyez a pu formuler l'équation suivante :

$$\text{Coryza} \times \text{irrigation nasale} = \text{otite aiguë.}$$

On s'abstiendra de même des reniflements d'eau, que nombre de personnes pratiquent régulièrement, parmi leurs ablutions matinales.

On évitera également de projeter, en se mouchant mal, des sécrétions nasales dans les trompes. Pour se moucher, c'est-à-dire pour expulser ce qui se trouve dans les fosses nasales par les narines, la première condition est de ne pas fermer celles-ci, comme le font une quantité de gens. On devra se moucher à la paysanne, en fermant alternativement l'une et l'autre narine, jamais les deux à la fois.

Enfin on se souviendra que les inflammations des voies aériennes supérieures, dont la répétition est si funeste à l'oreille, ont souvent une origine *a frigore*. On prendra donc à ce point de vue toutes les précautions hygiéniques banales : on évitera le froid humide, le froid aux pieds, les courants d'air, etc. Chez les nouveau-nés, le froid peut même entraîner d'emblée une surdité absolue et faire par conséquent un sourd-muet : on les enveloppera donc sans perdre une minute.

Quand, malgré toutes les précautions, une otite s'est développée, ce sera encore prévenir la surdité que de la traiter sans différer. Que de fois ne voit-on pas des enfants devenus sourds grâce à la sottise de leurs parents, qui auront complaisamment laissé couler leurs oreilles pendant des mois et des années! Après la guérison d'une otite, on examinera avec soin l'audition et l'on instituera le traitement approprié pour éviter l'installation de brides, synéchies, obstruction permanente de la trompe, etc., qui peuvent avoir tendance à se produire à ce moment. Ce traitement post-otitique est toujours d'une grande importance. De même, après une cure radicale, on surveillera avec soin l'épidermisation : mal conduite, celle-ci peut enfouir l'étrier, le réduire à l'immobilité et provoquer ainsi un abaissement de l'audition.

2° **Surdités dues à des maladies générales.** — Les maladies générales ne sont pas sans avoir un retentissement sur l'oreille. Tantôt elles agissent directement, soit sur les voies auditives centrales, comme peuvent le faire les diverses lésions cérébrales, soit sur le labyrinthe, comme la méningite de Voltoloni, les oreillons (Lannois), la variole (Wendt), la syphilis, etc. ; tantôt, et c'est le cas le plus fréquent, c'est par l'intermédiaire d'une inflammation du nez, du naso-pharynx, du pharynx qu'elles préparent des lésions auriculaires. La grippe, la rougeole, la scarlatine, la diphtérie, la fièvre typhoïde, le typhus, la broncho-pneumonie, etc., agissent de cette façon. La syphilis, qui crée parfois une surdité labyrinthique, peut aussi déterminer, à la période secondaire surtout, une surdité par obstruction tubaire : c'est même probablement ce qui existait dans un certain nombre des cas de surdité guérie par le traitement spécifique, publiés comme surdités labyrinthiques. Le diabète, la néphrite chronique, le rhumatisme, la goutte, l'arthritisme sont aussi retrouvés dans l'étiologie de la surdité. Des surdités réflexes pourront apparaître à la suite de l'existence de vers intestinaux.

On devra donc, dans tous les cas où, au cours d'une affection aiguë ou chronique, apparaîtra quelque manifestation du côté des voies aériennes supérieures, soigner celle-ci sans tarder : on défendra de la sorte l'oreille. Le traitement général sera également profitable à celle-ci ; on sera en particulier souvent conduit à donner de l'arsenic, de l'iodure de potassium pour combattre le neuro-arthritisme, que l'on rencontre si souvent. En même temps on recommandera au malade un régime alimentaire hydro-minéral approprié.

Les eaux sulfureuses, arsenicales, chlorurées agiront vraiment à titre prophylactique, en combattant les lésions pharyngées ou nasales, souvent causes de la surdité. Nous avons dit les essais encourageants du traitement des otites catarrhales et adhésives par les insufflations dans la caisse de vapeurs sulfureuses naturelles.

Signalons en passant l'influence sur l'audition de la vie génitale de la femme. La menstruation détermine parfois une diminution passagère de l'acuité auditive ; la grossesse, la ménopause augmentent souvent la surdité.

Nous avons dit, au chapitre précédent, le rôle étiologique joué souvent par l'hystérie dans l'apparition ou le développement d'une surdité. Nous n'y reviendrons pas ici.

Il existe enfin des *poisons de l'oreille* qui, par leur emploi prolongé ou à doses trop fortes, peuvent causer une surdité d'autant plus inquiétante que son siège est presque toujours le labyrinthe. Castex en a dressé une liste complète. Les uns sont des médicaments, dont le médecin devra surveiller l'action sur l'oreille et supprimer l'administration dès qu'il s'apercevra d'une réaction auditive : ce sont en particulier les sels de quinine, les salicylates et l'acide salicylique, le mercure, le chenopodium vermifuge, le chloroforme et l'éther. Les autres sont des agents d'intoxication professionnelle ou habituelle, comme le phosphore, l'oxyde de carbone, le plomb, le haschisch, l'alcool, le tabac. Triquet et Ladreit de la Charrière ont signalé l'action de cette dernière substance sur le labyrinthe et le nerf auditif, mais ce sont là des faits exceptionnels. En général le tabac agit sur l'oreille en provoquant des troubles trophiques ou inflammatoires du naso-pharynx, de la trompe, de l'oreille moyenne. Sans doute il sera difficile, inhumain presque, d'obtenir le renoncement à une habitude que, si l'on en croit Pierre Louÿs, Callistô elle-même, sortant de son tombeau après mille huit cents ans, reconnut pour « la volupté nouvelle ». On recommandera à chacun de n'en pas abuser, ce qui est en somme le meilleur moyen d'en jouir et d'en pouvoir jouir longtemps, car, lorsque toute irritation surajoutée sera devenue un danger pour l'oreille, force sera bien d'y renoncer. L'usage du tabac sera également interdit au cours des affections aiguës du nez ou du naso-pharynx.

La surdité, on le voit, peut être combattue d'un grand

nombre de façons ; mais, pour avoir chance d'être efficace, le traitement doit être suffisamment précoce. Faut-il ajouter que, sur 100 enfants des écoles, on en trouve une vingtaine dont l'audition est défectueuse et que, sur 300 000 conscrits, on en compte chaque année 2 500 d'exemptés ou de réformés pour surdité ! Et si l'on constate, avec Lermoyez, que 90 p. 100 des cas de surdité sont des surdités ascendantes, d'origine rhino-pharyngienne, et que 70 p. 100 au moins d'entre elles auraient pu être évitées par un traitement précoce, ne trouvera-t-on pas là tout ensemble la certitude de pouvoir être utile et l'impérieuse obligation de n'en point négliger les moyens ?

TABLE DES MATIÈRES

2193-04. — Corbeil. Imprimerie Éd. Crété.